シリーズ
健康と食を考える
②

メタボより怖《こわ》い「メチャド」ってな〜に？

メチャ・ド・リスク

医師・労働衛生コンサルタント
服部 真
Hattori Makoto

あけび書房

はじめに

健康情報が氾濫し、何が正しい情報かわかりにくい時代です。

専門家である医療関係者は正しい健康情報を知っているはずだと思われがちですが、医療関係者は国民以上に、国や製薬会社発の情報を信用してしまう傾向があります。サリドマイドやスモンから血液製剤によるエイズやC型肝炎まで、薬害はいっこうに根絶されません。誤った情報を流した国や製薬会社の責任は重大ですが、医師が偏った知識をもとに多くの薬害患者をつくってしまった責任も忘れることはできません。

食品偽装や年金問題などを見れば、企業発や官庁発の情報を「本当に信用していいのかな?」って思う方も増えていると思います。しかし、有名な研究者の話や繰り返しマスコミで流される情報は、信頼できる情報だと思ってしまうのも人情です。

保健指導や健康教育についても、同様の状況がみられます。メタボリック症候群（略してメタボ）対策が国策として産学官あげておこなわれる事態になりました。メタボについても国や製薬会社による情報操作がおこなわれているようです（大櫛陽一『メタボの罠』など）。「何が健康を悪化させ、何が健康を改善するか」を、今、改めて冷静に考えることが必要であると痛感し、この本を書くことにしました。

〝メチャ・ド・リスク〟という言葉と考え方はメタボ対策に特化された上記制度に対する批判的検討の中から生まれました。この本は世の中に溢れている健康になるためのＨｏｗＴｏ本の一種ではありません。健康になるための秘訣は、まだよく分からないことが多いのです。

分かっていることは、本書のタイトルのように、健康にはメタボより危険なことがいっぱいあり、その多くは社会的な事柄や社会のあり様だということです。それらの危険を「メタボリック」をもじって「メチャ・ド・リスク」（略してメチャド）と命名しました。メチャ（めっちゃ）・ド（どえりゃー）・リスク（危険）という造語です。「どえりゃー」は、「非常に」という意味の名古屋弁です。ドは20世紀初頭のイギリス艦隊巨大戦艦ドレッドノートから来た弩（ど）級（非常に大きい）という意味もあります。

健康のためにはメタボ対策よりメチャド対策が重要というのがこの本の趣旨です。

この話の一部は、第18回日本社会医学会（２００７年7月、名古屋大学）の教育講演としてお話しました。本書は多くの社会医学や社会疫学研究者が社会の実態、特に低所得者層や不規則労働者・不安定雇用者などの健康について、地道な調査や研究によって明らかにしてきた成果を基にしています。

本書は主に、健康に関心のある一般の方々を念頭に置いて書きましたが、健康相談や保健指導を実施する医師・保健師・看護師・管理栄養士をはじめとした医療関係者の方にも是非お読みいただき、本当に役立つ健康支援の参考にしていただきたいと思います。

読者の多くは、自分や自分がかかわっている特定の個人の健康がどうすれば改善するかということに関心があると思います。しかし、残念ながら現在の学問や技術では、特定の個人が健康で長生きできるかどうかを正確に予測することも、確実に改善することもできません。どんなに健康的な集団でも早死にする人がいる一方、不健康な集団でも長生きする人もいます。予測や改善が可能なのは多人数の集団の平均的健康度です。

このことについて詳しくお話する余裕はありませんが、本書は特定の「個人の健康」ではなく、「集団の健康」を対象にしていることをご了承ください。

また、話の性質上、医学の専門的な事柄にふれざるを得ない所がある一方で、一般の方にご理解いただきやすいように厳密さや調査の詳細を省いて表現してもいます。正確な知識を知りたい方は、巻末の参考文献などを手がかりに、ご自分で図書館・本屋さんやインターネットなどで探索してください。

２００８年２月　　　　服部　真

もくじ

Ⅱ部　「健康のしくみ」を考えてみましょう

Ⅰ部

「メタボは怖い」って騒がれているけど

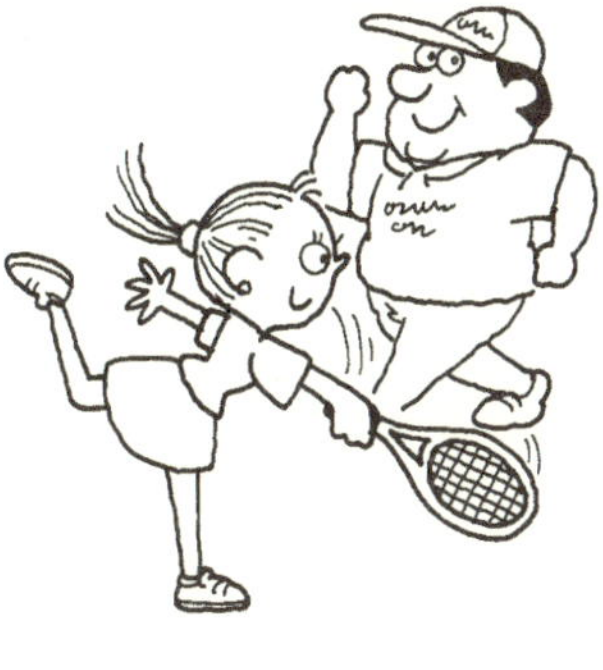

1章 メタボ健診は健康に役立つか?

2008年度から会社や住民の健診項目やその後の対応が大きく変わることになりました。新しい健診やその後の対応は特定健診・特定保健指導と呼ばれ、国の健康政策の大転換ですが、大きな問題が5点あります。

問題1

健診の実施主体が従来の市町村から健康保険組合に移されました。これによって、健康保険に加入していない方や保険料を滞納している方の受診が制限される市町村が出てきます。「公衆衛生は貧乏人には提供しません」という姿勢です。憲法25条の「すべて国民は健康で文化的な最低限度の生活を営む権利がある。国はすべての生活部面について、社会福祉、社会保障および公衆衛生の向上および増進に努めなければならない」とされている国の責任を放棄するものです。

問題2

これまでの健診の目的はさまざまな病気の早期発見・早期治療でしたが、この制度ではメタボを見つけ指導することに限定されました。これによって、メタボ以外の病気や肥満でない高血圧、糖尿病、脂質異常の対策がおろそかになります。この点についてはあとで詳しくお話しします。しかも、当初はメタボの中でも、改善しやすい対象者を優先して保健指導をおこなうことになりました。リスクが大きいメタボほど保健指導が受けられず放置され、大量の「メタボ難民」が生まれることになります。

問題3

従来の健診や保健指導は医療機関や健診機関が実施してきましたが、スポーツ産業や健康産業でも実施できるようになりました。安全確保がおろそかになり、やせるためだけの指導がおこなわれるおそれがあります。スポーツ施設や健康食品の利用に誘導されるおそれもあります。この制度により1年間の医療費（公費支出が必要）が4兆円圧縮される反面、健康産業の市場（公費支出はほとんど0）は8兆円拡大すると予測されています。IT産業、製薬会社、食品会社、健康機器やフィットネス会社などがそれに群がっています。

問題 4

腹囲を含む健診結果から食べ物の好みや性格傾向まで、健診や指導結果がデジタル化されて保管され、医療費や病名と突き合わされます。将来的には個人情報が国家管理され、病気の個人責任が追及されるおそれが指摘されています。

問題 5

2008年4月から75歳以上の方は全員（生活保護受給者を除く）、これまでの健康保険から外れて後期高齢者医療制度に移されます。この制度自体にも大きな問題がありますが、ここではふれません。高齢者医療制度に対して健康保険から支出する支援金の額が、2012年の健診や保健指導の実施率と成果によって加減されることになりました。試算では、加減の差額は加入者1人あたり年間1万円弱にあたります。この結果、成果をあげやすい大企業の組合健保は支出が減る一方で、成果をあげにくい国保などの支出が増え、健康保険の格差が拡大します。

成果の判定基準も問題です。メタボにしか注目しないため、ガンやうつ病など病気によってやせても成果とみなされます。一方で、薬を使用していると検査値が正常化しても異常と同じ判定になり、成果にはなりません。そのため、受診者は医療より健康産業に誘導され、無理にやせることを求められることになります。

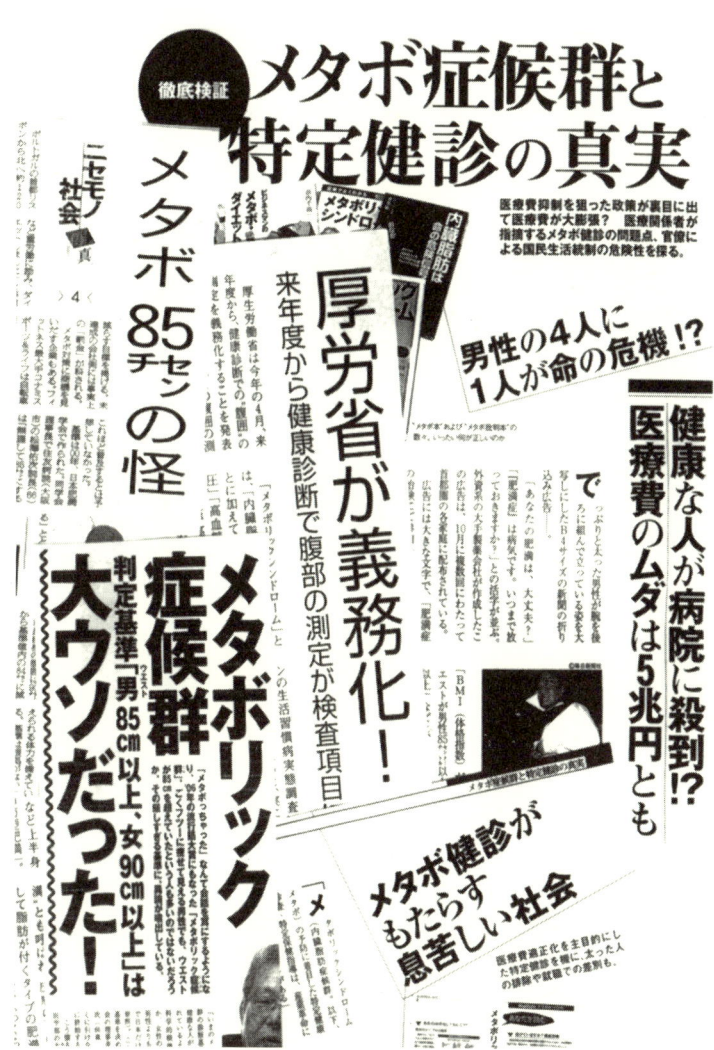

新聞や雑誌などでも「メタボ健診への疑問」が噴出

こんなに問題の多い健診制度を導入した目的は、医療費公的負担の削減です。医療費の窓口負担は高すぎて困るので、安くしてもらえるなら結構という人もいるでしょう。しかし、国が減らそうとしているのは国などの負担分であり、国民が払う保険料や窓口負担額はむしろ増やされます。

もっとひどいのは、「都道府県の責任で国の支出を減らす具体的な計画（医療費適正化計画）を決めなさい。達成できない都道府県にはさまざまなペナルティを与えます」という法律を国民が知らないうちにつくってしまったことです。「自分の手は汚さず部下に汚れ役をさせ、失敗したら見せしめに成敗する」という、映画や小説に出てくる黒幕のやり方にそっくりではありませんか。

今、各地で医師不足・医療崩壊が問題となっています。マイケルムーア監督の映画「シッコ」が上映され、米国の医療の衝撃的な実態が話題となりました。一方で、英・仏・キューバが外国人を含む全員にほぼ無料で高度な医療を提供していることも紹介されました。日本は皆保険制度がありますが、無保険者や保険料滞納者の急増と窓口負担の増大で、実態は米国に限りなく近づいています。経済力が日本より低い国でできている「お金の心配なく、必要な人に適切な医療を提供する」ことが、日本でなぜできないのでしょうか。

健診をふくむ保健予防・健康対策は人びとの幸せや人権を守るためにおこなうもので、医療費を削減するためのものではありません。

実際に、フィンランドで高血糖の人（60歳以上）に6年間食事や運動の指導などをおこない、0・18年寿命が延びたという研究では、予防により節約できた医療費などより、指導にかかった費用の方が1人あたり12万円多く要しています。

事例から考える「健康とは」何か

私は約30年間産業医や健診をしながら、働き盛りの方々が健康で生き生きと労働生活が送れるよう援助する仕事をしてきました。その間に、健康にとってメタボよりもっと大切なことを教えてくれた事例がたくさんありました。話を分かりやすくし、個人情報に配慮するために、よく似た事例をまとめて1つの事例として紹介します。

事例1

40歳代の営業マンである男性A氏は肥満、高血圧、高脂血症で服薬治療と中断を繰り返し、いっこうに改善しませんでした。ある日知り合いに勧められ、意を決してダイエット食品を買い込んで、カロリー制限と空腹時の運動で減量に挑戦しました。6か月間で20kg近い減量に成功し、薬なしでも血圧や脂質がほぼ正常になりました。しかし、半年後にダイエット食品をやめたとたん急激なリバウンドを起こし、検査結果も前年以上に悪化し、糖尿病まで発症してしまいました。そこで、再度同様のダイエットを再開したところ、脳梗塞を起こしてしまいました。

事例 2

50歳代の男性B氏はタクシー運転手です。住宅ローンや子どもの学費をかせぐため、家族と離れて会社の寮に住んで働いていました。深夜専門で毎日12時間あまり働いていますが、自由化によりタクシー台数が増え、1台あたりの収入が減りました。手取りは月10数万円ですが、その大半を仕送りしていました。高血圧でしたが、治療費が払えず治療していません。夜食をやめ、客待ちの間タクシーの車内でシートを倒して腹筋運動をし、駅での待機中は周囲の階段の上り下りをしていました。体重が減って、健診の結果も改善し喜んでいましたが、進行ガンが見つかりました。結局、仕事もできなくなりました。

事例 3

60歳代の男性C氏は元管理職です。現役当時から肥満と高血圧で、薬を増やしても血圧が安定しません。夕方以降に部下の営業マンが帰社し、その後に会議や書類を作成するため、帰宅は午後11時過ぎでした。夕食は深夜になり、寝るのは1時過ぎ、睡眠は5時間という生活が続いていました。定年退職し気ままに日々を過ごすようになったところ、体重は変わりませんが血圧は正常になり、薬もいらなくなりました。ところが、頼まれて嘱託で再び仕事を始めたとたん、また血圧が上がってしまいました。

事例 4

50歳代の男性D氏は製造現場の管理者です。やせ型で、健診結果は正常でした。納期がきつい仕事の受注が重なり、月100時間を超える残業を数か月続け、仕事が一段落すると思った矢先に、職場で突然胸が苦しくなり病院に運ばれました。発作性心房細動（脈が突然乱れる病気で、心臓に血栓ができて脳の血管に詰まり、脳卒中を起こすこともある）でした。治療により脈は正常に戻り、残業を制限したところ、その後の再発はありません。会社ではこれを教訓に、工程管理のソフトを導入して納期の管理をおこなうようにしたところ、機械が効率的に稼働し、残業も減りました。

事例 5

40歳代の男性E氏は商品開発の責任者で、肥満、高血圧、糖尿病、高脂血症を指摘されていましたが、忙しくて通院していませんでした。会社は早く帰れといいますが、自分以外にこの仕事はできないという自負があり、深夜まで仕事をしました。単身赴任で会社のすぐ近くにマンションを借り、コンビニ弁当を買って帰り、食べてすぐ寝る生活をはじめて10kgふえました。早起きして散歩を始めたところ体重が減り喜んでいましたが、健診で糖尿病の悪化が見つかり入院となりました。入院により緊張がとれ、睡眠時間が回復するとともに血糖値も安定しました。復帰後は仕事一辺倒の生活を改め、趣味のつりを再開しました。

事例 6

70歳代の男性F氏は世界的に有名な医学研究者でしたが、退官後脳梗塞になり、右半身が動かせず発語もできない状態になりました。さらに前立腺の進行ガンにも侵されました。しかし、その後、核兵器廃絶を願う「原爆忌」や韓国人の強制連行を扱い反戦を訴える「望恨歌」などの新作能をはじめ、多くの著作を世に送り出しています。また、政府のリハビリ制度改悪に対する批判の先頭に立ち、平和で弱い人々に優しい社会をつくるため、病気になる前よりも活発に発言しています。

最後の事例は多田富雄氏（東大名誉教授）の著作『寡黙なる巨人』から拝借した氏自身の紹介です。多田氏は「もとの私は回復不能だが私の中に新しい生命が生まれつつある」「健康なころと比べて、今の方がもっと生きているという実感を持っている」「私の中に育った巨人は政府と渡り合うまで育ってくれた」「重度の障害を持ち、声も発せず、社会の中では最弱者となったおかげで強い発言力を持つ巨人になったのだ」と書いています。

これらの事例から皆さんは健康について何を考えますか。さまざまな感想や解釈があると思います。もっと違う事例もあるじゃないかという意見もあるでしょう。ここでは健康は一筋縄ではいかないものだということを理解していただければ結構です。

「本当に健康になるためにはどうしたらいいか」、これから一緒に探検していきましょう。

健康とはどんな状態？

皆さんにとってはどんな状態が健康でしょうか。健康というとどうしても「早死にしないことや寝たきりにならないこと」「重い病気にならないこと」を想像しがちだと思います。しかし、世界的には、そのような後ろ向きな健康（××になりたくない）ではなく、前向きな健康（○○になりたい）を考えています。また、心身の健康にとどまらず、社会的な健康や生き方の健康という面が重視されてきていることも知っていただきたいことです。

世界保健機関は「健康とは、完全な肉体的、精神的及び社会的福祉の状態であり、単に疾病または病弱の存在しないことではない」（昭和26年官報）という有名な健康の定義を決めました。

「

図1　健康の概念

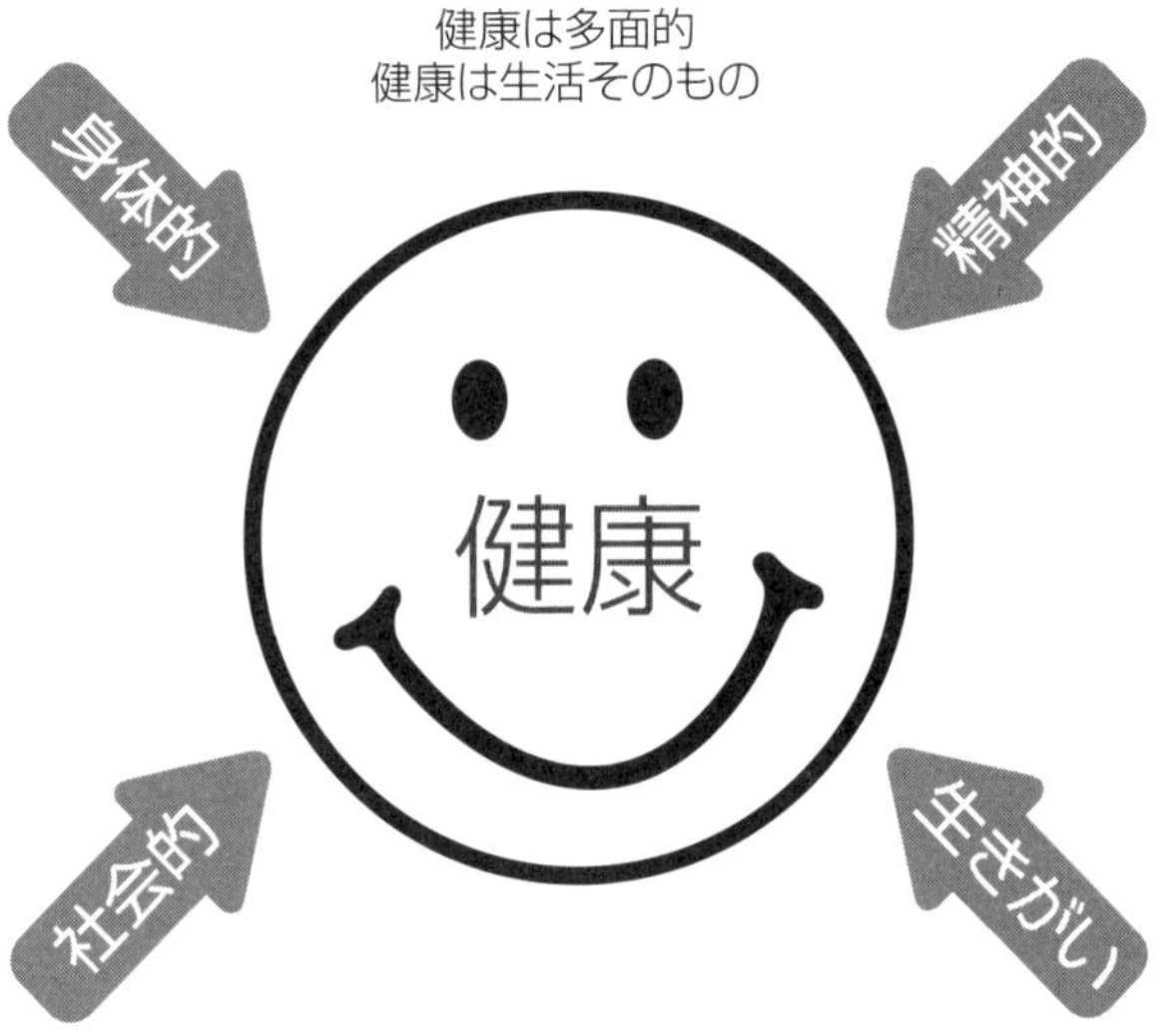

その後、健康は「ダイナミック」でスピリチュアル」な面も大切だという「新しい健康」が提案され、今も議論が続いています。

　スピリチュアルというと霊的・宗教的などと訳されますが、私は信念を持った生き方と理解しています。ダイナミックと合わせて考えると、現在の健康状態にとらわれず前向きに生き生きと生活することが大切ということでしょう。事例で紹介した多田氏の生き方は「新しい健康」を考えるうえで大いに参考になります。

2章 メタボの探検

日本人は世界一心血管疾患が少ないのにメタボが多い？

①世界一心血管疾患が少ないのに、半分がメタボって変じゃない？

厚生労働省の2004年国民健康・栄養調査結果の概要では、40〜74歳におけるメタボの該当者数は約940万人、予備群者数は約1020万人、合わせて約2000万人と推定されています。男性の4分の1がメタボで予備軍を含めると半数以上になります。国の説明ではメタボは心血管疾患*になりやすく、働き盛りの男性の半分以上が危険な状態で、したがって国を挙げた対策が必要ということになっています。

しかし、日本は世界一長生き（国連人口基金の世界人口白書2007年度版で男女総合は1位、男性も国としてはアイスランドに次いで2位）です。心血管疾患による死亡も世界一少なく（世界保健機関の統計2002）、虚血性心疾患*は米国の31％しかありません（OECDのヘルスデータ2000）。心臓の動脈硬化も日本の男性は米国の男性の約4分の1（SHIGA IDAI NEWS Vol.9）です。

心臓病の死亡が元々少ないため、仮に、心臓病の予防に成功して心臓死亡が0になっても、75歳までの寿命延長は日本では男性は0・5歳、女性はわずか0・1歳です（2006年簡易生命表）。

メタボ対策で予防できるのは心臓病のさらに一部にすぎないので、努力にみあう心臓病死亡の予防効果はほとんど期待できません。

それなのに、「働き盛り男性の半分以上が危険な状態で、国を挙げて、税金も保険料もたくさん使って対策しなければなりません」というのは変な話だと思いませんか。

心血管疾患 冠動脈という心臓の血管や脳の血管などに起こる病気をあわせた血管の病気です。病名としては、脳卒中と心臓病などを合わせたもので、「循環器疾患」とほぼ同じと理解してください。

虚血性心疾患　心臓の血管（冠動脈）の病気で心筋梗塞と狭心症を合わせたものので、冠動脈疾患とも呼ばれます。

②心臓病の少ない国でメタボが多い理由は診断基準の違い

日本人のメタボとその予備群の基準は、おなかが出ている（腹囲が大きい）か体重が重い方で、血圧、血糖、脂質のいずれかが基準値を外れている方です。腹囲のメタボ基準は男性85㎝以上、女性は90㎝以上で、体重のメタボ基準は男女ともＢＭＩが25以上です。

メタボの基準など　詳しくは厚生労働省のホームページ（http://www.mhlw.go.jp/bunya/kenkou/seikatsu/pdf/01.pdf）などをご覧ください。

ＢＭＩの計算式　ＢＭＩ＝体重÷（身長×身長）
身長はｍ単位で計算し、１７０㎝70㎏なら70÷（1.7×1.7）＝24.2となる

病気が世界一少ない国でメタボが多い理由は診断基準の違いでした。
国際的な基準としては、世界保健機関（１９９９年）、米国コレステロール教育計画（２００５

年）、国際糖尿病連盟（２００５年）による３つの基準があります。このうち、世界保健機関や米国の基準では肥満は必須ではなく、やせすぎのメタボ（やせていても血糖、血圧、脂質などの異常が重なった状態）というのもあるのです。国際糖尿病連盟のアジア人向けの基準では男性の腹囲は90㎝以上です。これらに比べて日本の基準は特異で、根拠がないという批判が相次いで、見直しの動きもあります。あやふやな基準で、ある日突然、「あなたはメタボだ。やせないと大変なことになりますよ」と驚かされてはたまりません。

③メタボが医療費を増やすことは確か

厚生労働省研究班の調査で「喫煙」「肥満」「運動不足」の３つ全部に該当する人は、まったく該当しない人に比べ医療費が４割あまり高くなっています。また、60歳代70歳代の男性では、肥満の人は年に約５万円医療費を多く使っているという調査結果もあります（富士総合研究所社会経済グループ）。

メタボを金儲けの種にしようと考えた製薬会社・健康産業の働きかけを受け、メタボ対策を利用して医療費の公的負担削減と健康産業市場の拡大という一石二鳥をねらったのが経済産業省です。製薬会社とつながりの深い医学研究者を取り込んで厚生労働省を動かし、特定健診という国家的大事業に仕上げたと思われます。

産学官あげてのメタボ大宣伝が成功し、２００６年には流行語大賞にも選ばれました。メタボ対策の食品やグッズのＣＭがテレビで流れない日はありません。

メタボ対策の検証

検証1　肥満は本当に危険なの？

①日本人の平均寿命は肥満度とともに伸びてきた

日本人は戦後急速に平均寿命をのばし、１９８０年代に世界のトップに躍り出ました。それに貢献したのは戦後に結核死亡が激減したことと、１９７０年以降に脳卒中死亡が減少したことです。この背景には食生活の改善や労働の変化によって栄養不足が解消され、国民の肥満度が増えてきたことが大きく関係しています。

図２に、40歳代男性の平均肥満度（ＢＭＩ）と40歳の平均余命（40歳以降生きられる年数）の推

図2　40歳代男性の肥満増加とともに伸びる平均余命

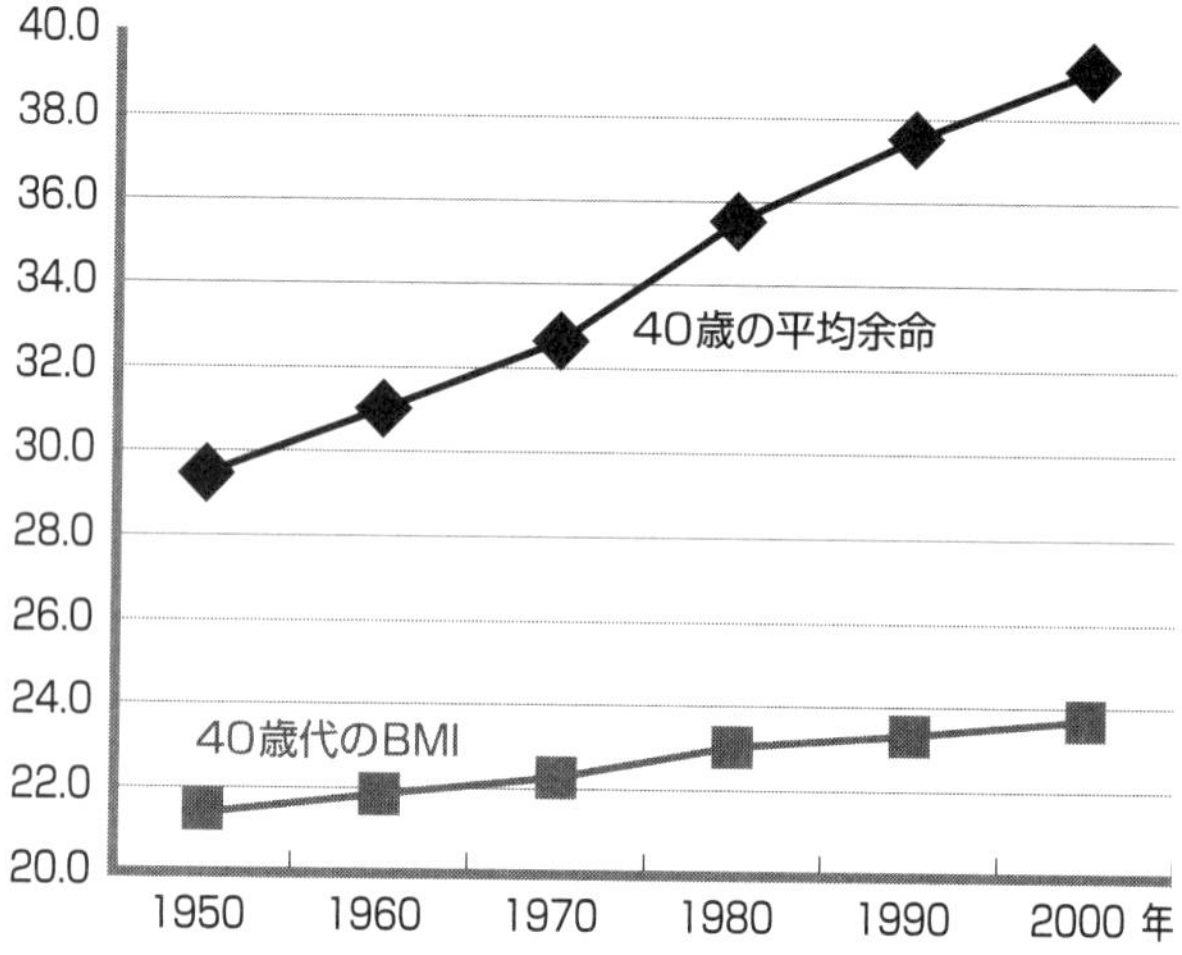

出所：厚生労働省の生命表および国民（・健康）栄養調査より

移を示しました。ＢＭＩが25以上の肥満者の割合も１９８０年に２割、２０００年には３割を超えていますが、肥満になるにつれて寿命が延びてきています。なぜ、太ると感染症や脳卒中になりにくくなるかについては次章で詳しくお話しします。

　日本に次いで平均寿命の長い国はスイス、オーストラリア、スウェーデンですが、成人でＢＭＩが25以上の割合はそれぞれ55％、67％、50％で、日本の22％よりはるかに肥満者が多い国です。経済力が低い国の中で平均寿命が最も長い国は中米のコスタリカとキューバ*ですが、キューバはＢＭＩ25以上の割合が60％です。平均寿命が短い国の大部分はシエラレオネやボツワナなど戦争が絶えず、国民がやせている国です。

コスタリカとキューバ　この2国は経済力が低いのに米国より平均寿命が長く、貧富の差が少なく医療や社会保障が充実していることで知られています。コスタリカは「軍隊をすてた国」（同名の映画、制作早乙女愛、あいファクトリー）としても有名です。

②男女とも小太りが最も長生き

厚生労働省の「多目的コホートに基づくエビデンス構築に関する研究班（ＪＰＨＣ研究）」が40～59歳の男女約４万人を約10年間追跡し、肥満度と死亡率の関係を調べています（図３）。男性では、ＢＭＩが23・０～26・９の小太りの死亡が最も少なく、ＢＭＩが22・９以下の標準とやせ、27以上の肥満の死亡率が高いという結果でした。やせではガンやその他（事故や自殺を含む）の死亡が増えるのが特徴です。この理由も次章で説明します。女性ではＢＭＩが19・０～29・９までは差がなく、それ以上のやせや肥満が早死にでした。

やせが早死にの真の原因ではなく、慢性の肝臓病など早死にするような病気がかくれていて、そのためにやせていた（ＮＩＰＰＯＮ ＤＡＴＡ 90）という指摘があります。しかし、ＪＰＨ

図3　日本人の死亡率は小太りが一番低く、やせが最も危険

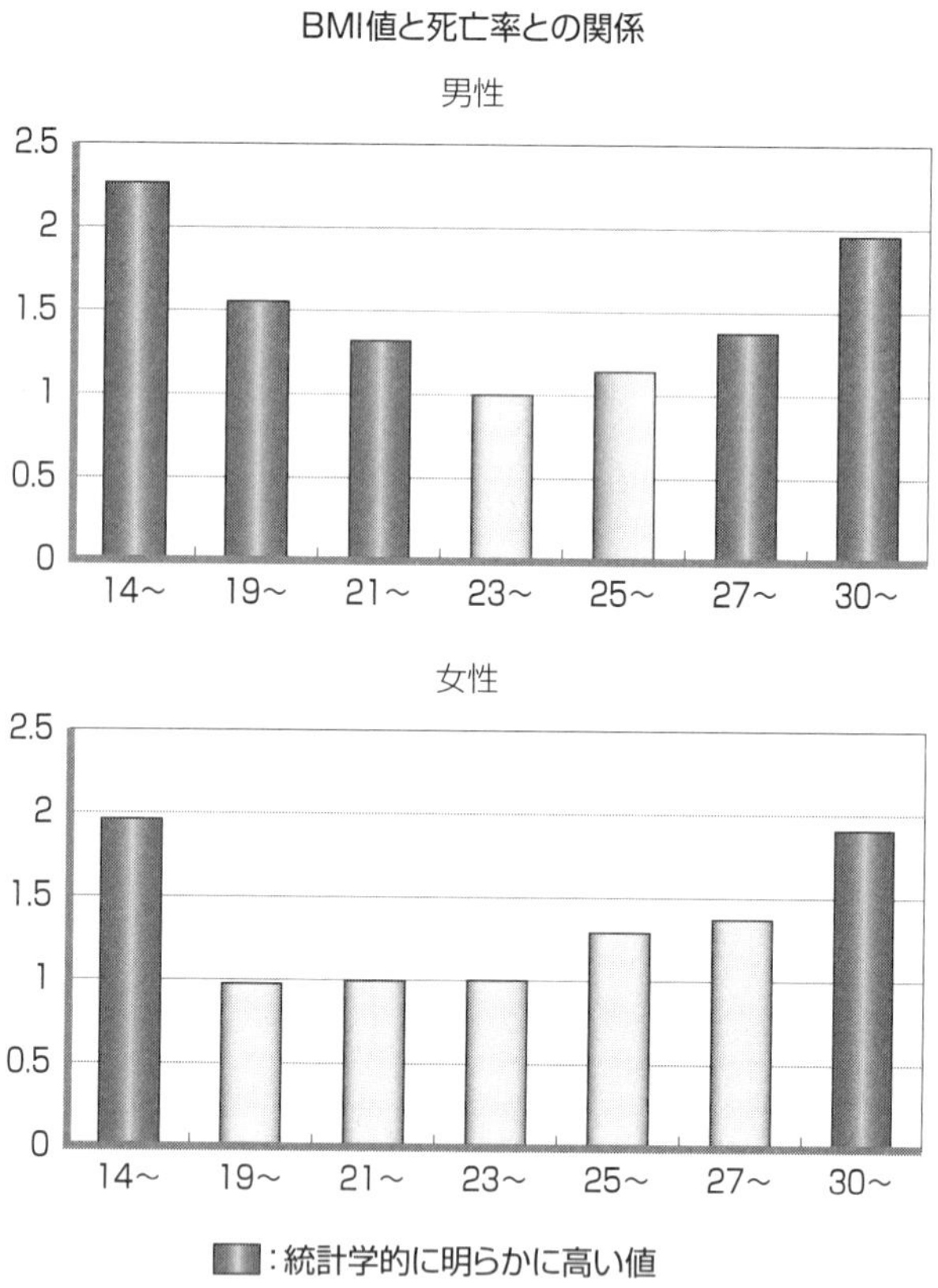

注：年齢や喫煙などの生活習慣、さらに病気になった結果としての体重変化による影響を統計的手法により調整

出所：「多目的コホートに基づくエビデンス構築に関する研究班（JHPC研究）」の成果（2002年）より引用
http://epi.ncc.go.jp/jphc/outcome/03/himan.html

図4　高血圧患者の死亡率は肥満ほど低い

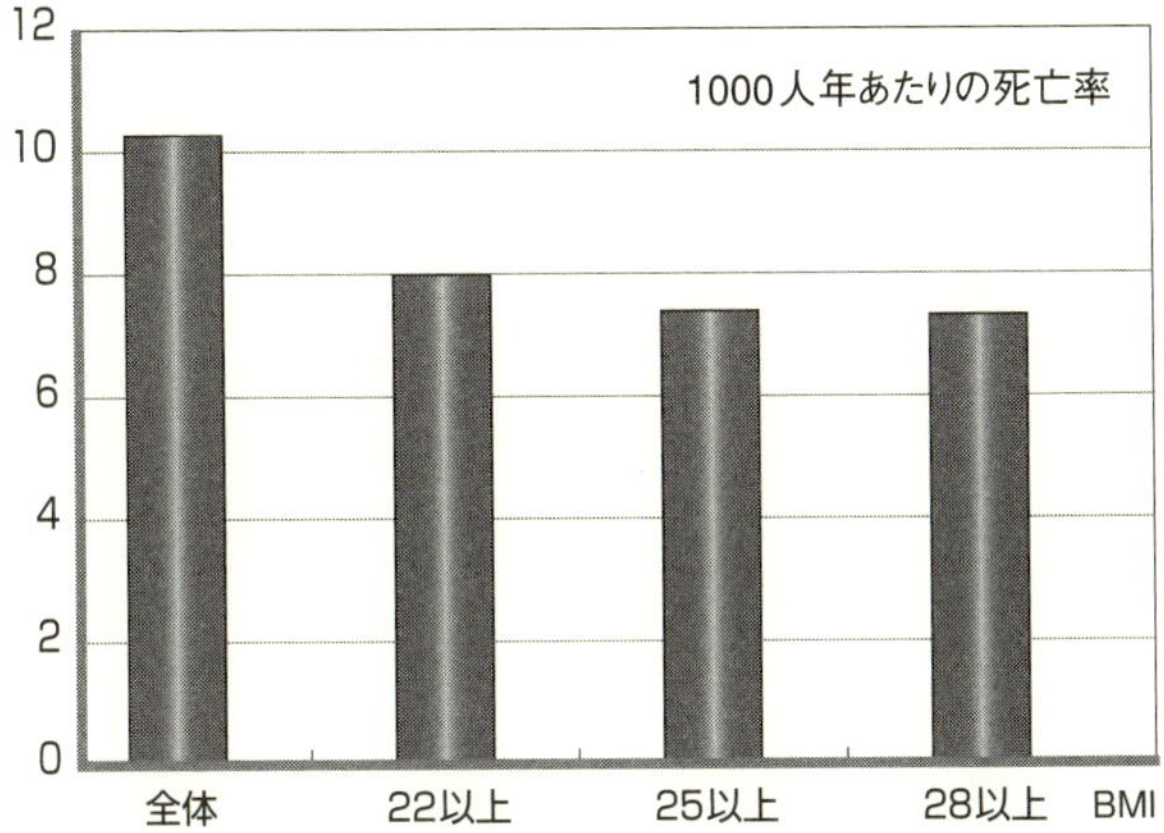

CASE-Jサブ解析2007の薬剤別データから被験者全体の結果を著者が作図した。BMI22以上に比べて、22未満を含む全体の方が死亡率が高い。

出所：http://www.case-j.com/01_sabusokuhou.html

C研究では病気によるやせの影響を除いても、小太りが最も長生きでした。男女ともＢＭＩが30を超える高度肥満になると、さすがに死亡率が増えてきます。太れば太るほど長生きというものでもなく、何事も「過ぎたるは及ばざるがごとし」で、適度というものがあるようです。

特に男性では死亡率が高いＢＭＩ22・9以下の人が全体の約4割いるのに対し、27以上は1割しかいないため、やせによる早死にの方が肥満よりも大きな社会問題です。

③高血圧や心臓病の患者さんも肥満の方が長生き

高血圧の患者さんを対象としたＣＡＳＥ－Ｊという研究があります。薬別に公表されているデータから、全体の肥満度別の図（図４）をつくったところ、高血圧者でも明らかに肥満群の死亡率が低く長生きです。

急性心不全の入院患者を対象とした米国の研究や不安定狭心症・心筋梗塞で血行再建術をうけた患者を対象とした研究、慢性心不全患者を対象とした研究でも同様に、肥満群が長生きでした。

検証２　重要なのは肥満度か腹囲か、それとも体重変動か？

①腹囲も大きいほど長生き

肥満の指標として肥満度（ＢＭＩ）、腹囲（ウエスト径）、ウエストとヒップの比、の３つがよく使われます。ＢＭＩは脂肪だけでなく筋肉や骨の重さ、炭水化物や水分などによっても変化します。腹囲は腹部の皮下脂肪とおなかの中（腹腔内）の脂肪のほか、腸内の便・水分・ガスによって変化します。ウエストとヒップの比は皮下脂肪の影響を受けにくいですが、腸内の便やガスの影響は受けます。

ＢＭＩより腹囲などのほうが重要であるという根拠はありません。肥満の指標と病気の関係を調べた多くの研究では、どの肥満指標も同等という結論でした。

日本で生命保険の契約者を対象に、腹囲と死亡の関係を調べた研究（日本保険学雑誌99　２００１）があります。腹囲が大きい人が早死にする病気はなく、中高齢の肥満者では腹囲が大きい人ほど長生きでした。

②肥満の絶対値より体重の増減が危険だった

先に紹介したＪＰＨＣ研究が、20歳時と登録時（40〜69歳）の体重の差と虚血性心疾患発症との関連を検討しています。ＢＭＩ30以上の男性と18・9以下の女性で発症が１・８倍多かったのですが、19・０〜29・９の間は男女とも肥満度との関係はありませんでした。しかし、20歳時に体重が標準以上でその後10kg以上減った男性の発症率は、体重変動が10kg未満であった男性に比べて約3倍多く、20歳時に体重が標準以下でその後10kg以上増加した人も約１・５倍多いという結果でした。

40歳以降の10年では、男女とも体重変動が5kg未満の男性と5kg以上増加した人の死亡率には差がなく、5kg以上減少した人の死亡率が約1・5倍高い結果でした。

ドイツの男性（ERFORT研究）でも同様に、BMIが3以上減少した人や増減をくり返した人の死亡率が約2倍高い一方で、3以上増加した人や肥満のまま推移した人の死亡率は増えませんでした。

これらの結果から、肥満そのものより、体重の変動（特に5kg以上やせること）の危険性が明らかです。

検証3　危険要因が重なると本当に危ないのはやせかメタボか？

①多重危険は本当に危険

脳血管疾患や冠動脈疾患など血管の病気を増やす要因（危険要因）はたくさんあります。高齢、男性、遺伝（血縁の病気）といった改善できない要因に加え、高血圧、糖尿病、高コレステロールなどの脂質異常、喫煙などが有名ですが、後で説明する過重労働、夜勤、ストレスなどの社会的要因も重要です。

図5　10年間に心血管疾患で死亡する確率

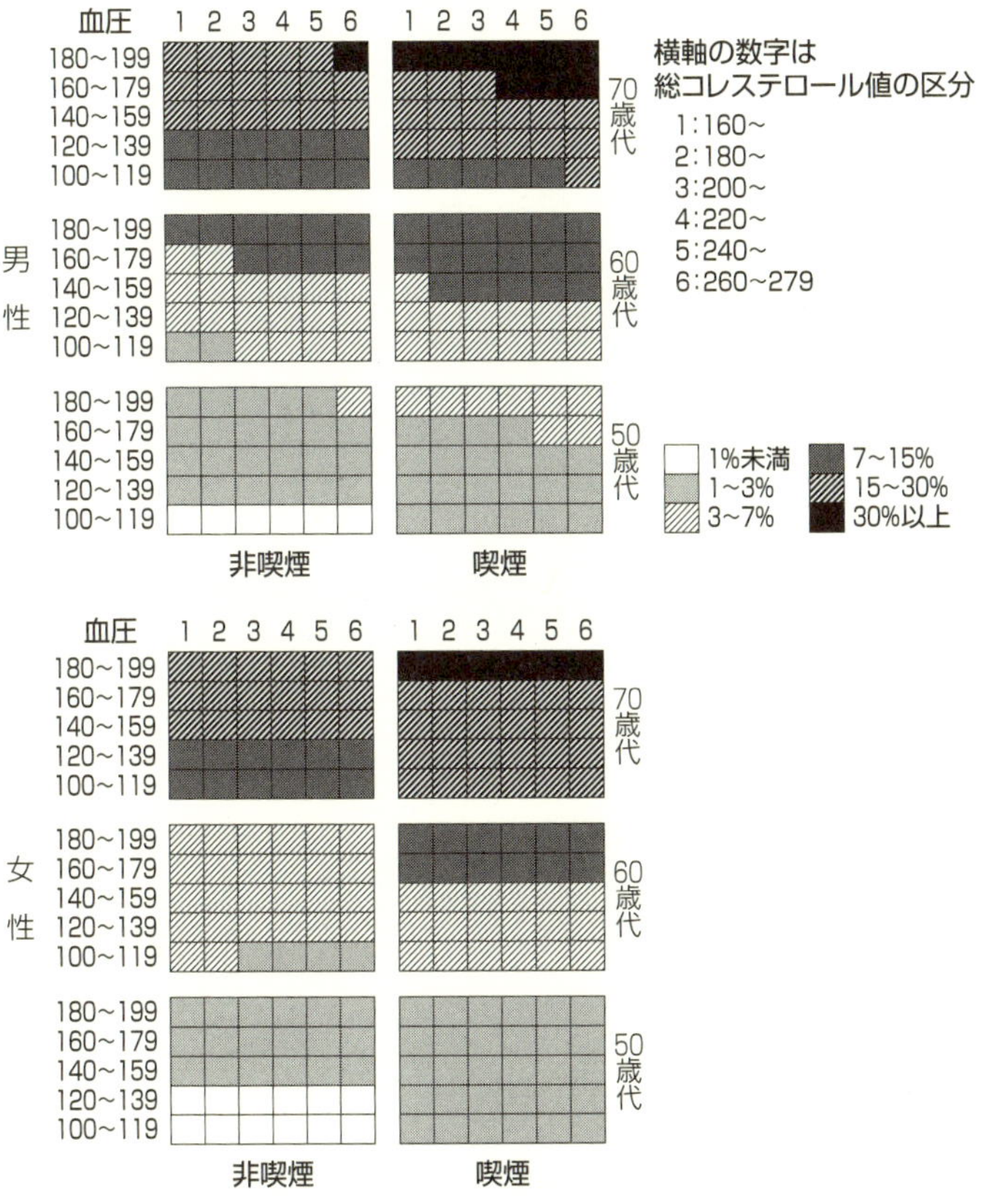

注：日本人では喫煙や血圧による心血管疾患死亡率の差はあるが、コレステロールが160～279では心血管疾患死亡率がほとんど変わらない

出所：NIPPON DATA 80の心血管疾患リスク評価チャート（NIPPON DATA 80 Research group 2006）から非空腹時血糖200未満の図を抜粋

米国のフラミンガム研究という有名な研究がこれらの危険要因ひとつひとつの病気に対する影響がそれほど大きくなくても、いくつも重なると大きな影響を及ぼすことを明らかにしました。これを多重危険とよびます。

危険要因のうちコレステロールは冠動脈疾患を増やすものの、日本人では脳血管疾患を減らします（ＮＩＰＰＯＮ ＤＡＴＡ 80）。日本（久山町研究）の心筋梗塞発症は米国（フラミンガム研究）の３分の１以下で、脳卒中の発症は４倍以上です。そのため、心臓病と脳血管疾患をたした心血管疾患でみると、コレステロールが１６０〜２７９までは死亡率に大きな差はありません。したがって、日本ではコレステロールについては、極端に高くない限り問題になりません。

②メタボよりやせの多重危険が重要

「ＮＩＰＰＯＮ ＤＡＴＡ 90」という調査で、危険要因（高血圧、高血糖、中性脂肪高値、ＨＤＬコレステロール低値）を２つ以上持っていた人の冠動脈疾患発症率を１つも持っていなかった人と比べると、メタボに相当するＢＭＩ25以上の肥満群より非肥満群のほうが、約１・３倍危険であるという結果でした（図６）。

茨城県の大規模追跡研究でも肥満度別に危険要因（高血圧、糖尿病、脂質異常）の有無と循環器

図6　リスク集積による冠動脈疾患死亡は肥満よりやせの方が危険

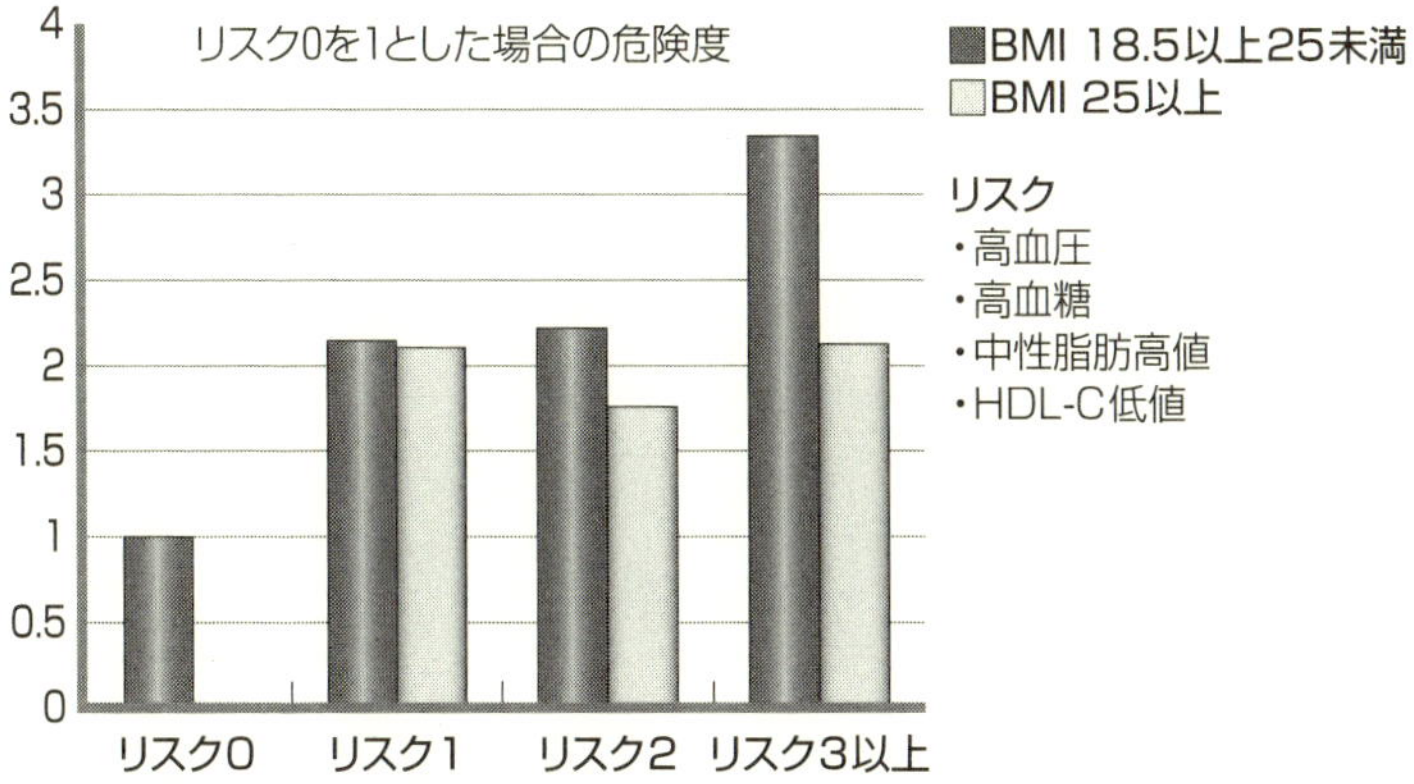

注：BMI25以上でリスク0の死亡者が少ないため、リスク0とリスク1を合計して死亡危険を計算してある

出所：門田、上島らのNIPPON DATA 90の結果表（Diabetes Care, 2007）をもとに著者が作図

疾患死亡の関係を検討しています。危険要因を有する数が同じなら非肥満群の方が肥満群よりも循環器疾患で死亡する率が高い傾向を認めました。

また、日本では危険要因を複数有する人は肥満者より非肥満者のほうが数が2倍以上多いので、メタボかどうかにかかわらず危険要因の重なりに対する対策が必要です。

2004年の国民生活基礎調査では介護の原因となった疾患は脳卒中、衰弱、骨折、転倒の順で心臓病はわずか4%でした。介護を受けずに生活できる「健康年齢」への影響は血圧など多重危険による脳卒中や、やせに多い骨粗鬆症などが重要で、メタボやそれによって増える心臓病はあまり重要ではありません。

メタボの検証4　メタボの原因は個人の不摂生か？

メタボの原因は食べ過ぎと運動不足などの不健康な生活習慣で、個人の問題と思われていますがそうでしょうか。長時間労働や不規則勤務、雇用格差や職業ストレスがメタボをつくるという調査結果がたくさんあります。英国の研究（Whitehall II）では、生活習慣の違いで補正しても、雇用格差や職業ストレスによってメタボになる率に2倍以上の違いがありました。

メタボに準ずる人を対象とした労災保険の二次健診制度があります。私の病院でこの健診を受診した方の半数以上が月に40時間以上、約1割が80時間以上の残業をしていました。タクシーやトラック運転手など、労働時間が長い人に頸動脈の動脈硬化が多いこともわかりました。

また、私は数社の産業医として、残業時間が月に80時間以上の労働者に対して面談をしていますが、対象者の約7割がメタボでした。この方々はほぼ全員が夜10時過ぎまで仕事をし、深夜に夕食を食べる生活で、睡眠も6時間以内でした。仕事は机でパソコンに向かうか会議、もしくは車での移動で、まとまった運動をする時間はありません。労働時間の制限など労働条件の改善なしに、生活を改善することは困難です。

図7　総コレステロールや喫煙習慣は職種によって大きく違う

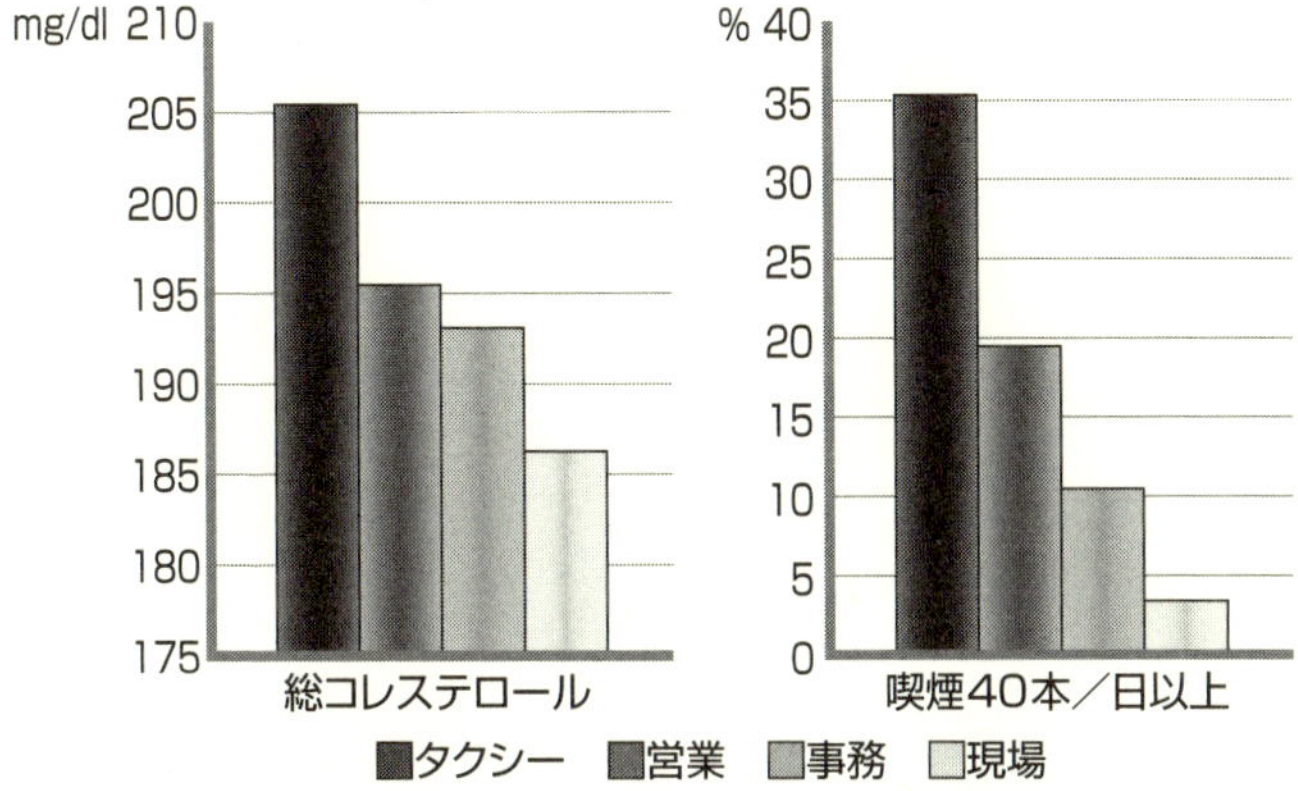

タクシー運転手は他の職種より非常に多く、現場作業者は少ない
出所：城北病院事業場定期健診受診者（40歳代）のデータ

図8　労働時間が長くなるほど糖尿のコントロール状態（HbA1c）が悪化

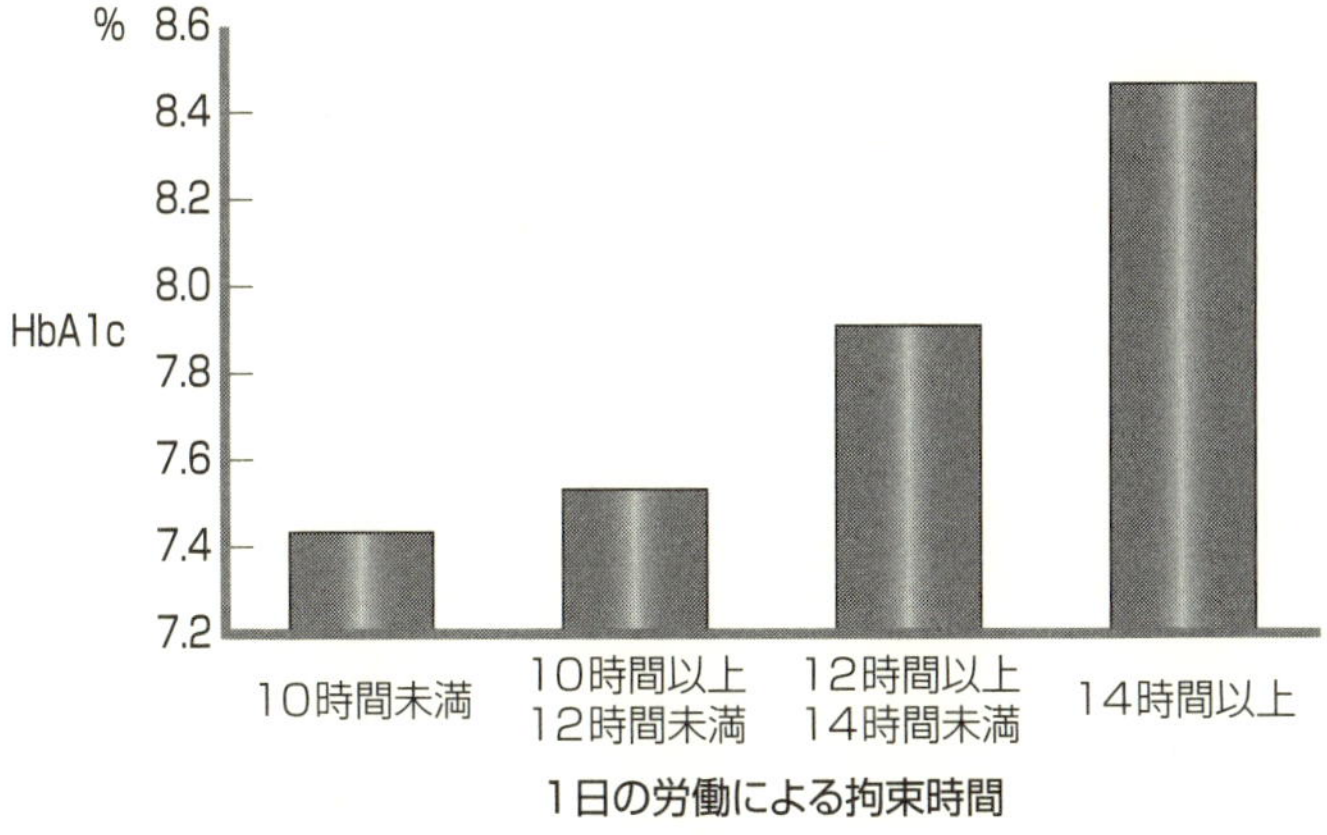

出所：城北診療所糖尿病外来通院者のデータ

図9　HbA1c値が1%低下すると
糖尿病合併症や関連死のリスクが減る割合

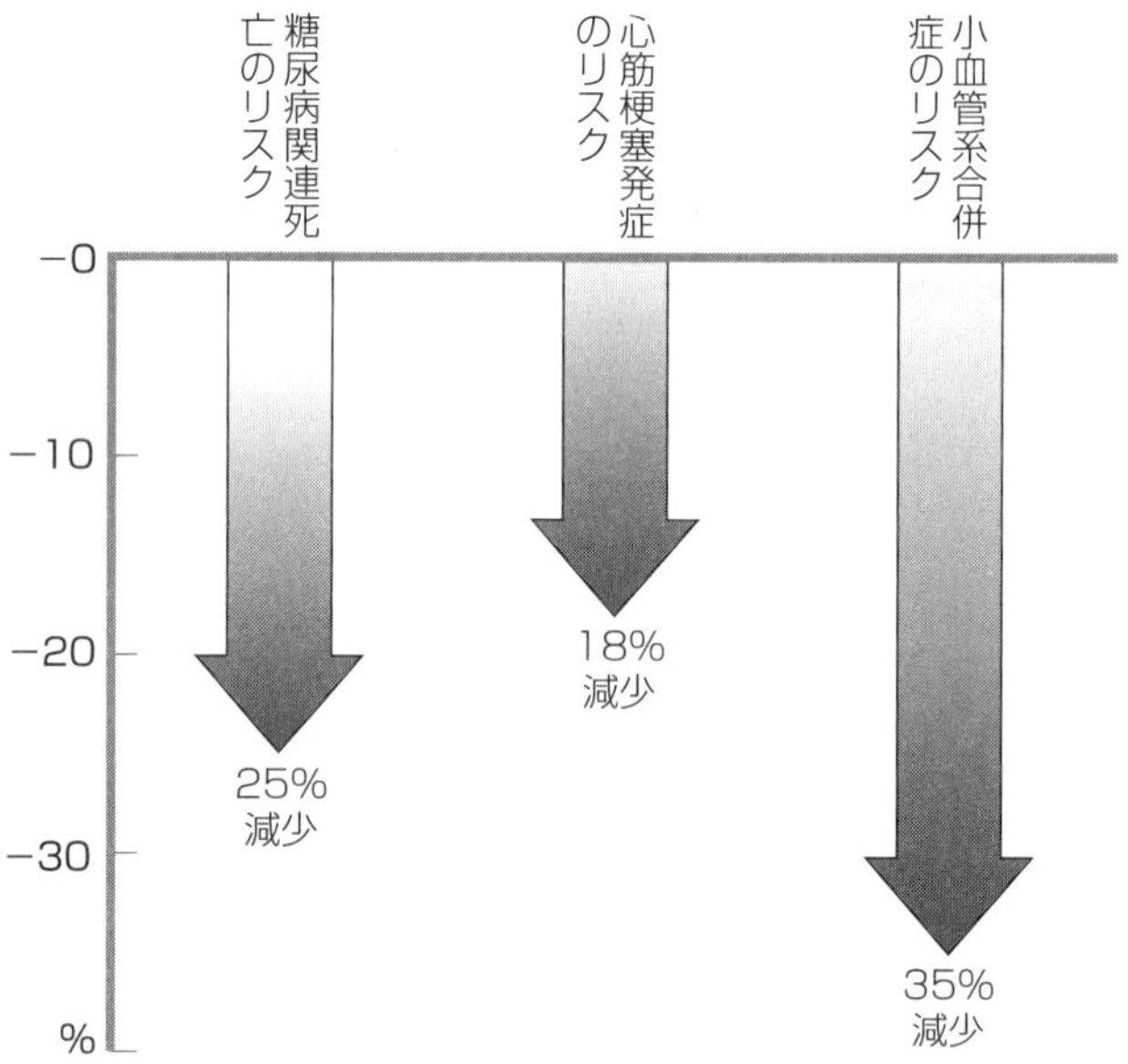

出所：UKPDS研究の成果を著者が作図
（http://www.ndei.org/v2/website/Glossary/detail.cfm?GItem=UKPDS）
のUKPDS Key Messagesより

私の病院で健診や外来を受診された方のデータでも、①タクシー運転手は就職後に太る割合や1日40本以上の喫煙者が他の職業より多く、その結果、コレステロールや血糖が高くなり（図7）、心臓病になる率が高い、②糖尿病の患者さんで労働時間が長い方や勤務が不規則な方は、血糖コントロールが悪いなどの結果（図8）が出ています。全日本民主医療機関連合会（以下、全日本民医連）の糖尿病患者追跡研究では週の労働時間が10時間延びると糖尿病の検査ＨｂＡ１ｃ値*が１％悪化することが分かりました。

糖尿病で長時間労働の方が労働時間を週に10時間短縮し、ＨｂＡ１ｃ値を１％下げることができれば、合併症を35％、糖尿病関連死亡を25％も減らすことが期待できます（図9）。

メタボの原因となる生活習慣の乱れも、仕事や社会環境によって規定されているのです。

HbA1c値

血液中の糖分が血色素（ヘモグロビン）と結合してグリコヘモグロビンになります。ＨｂＡ１ｃはグリコヘモグロビンの一部で、検査前１～２か月間の血糖の平均的な状態を示す検査です。

直前の食事の有無や短期的な血糖変動の影響はうけないため、糖尿病のコントロール状況の良い指標です。メタボの判定基準は５・２以上で、６・１以上なら糖尿病と判断されます。

Ⅱ部

「健康のしくみ」を考えてみましょう

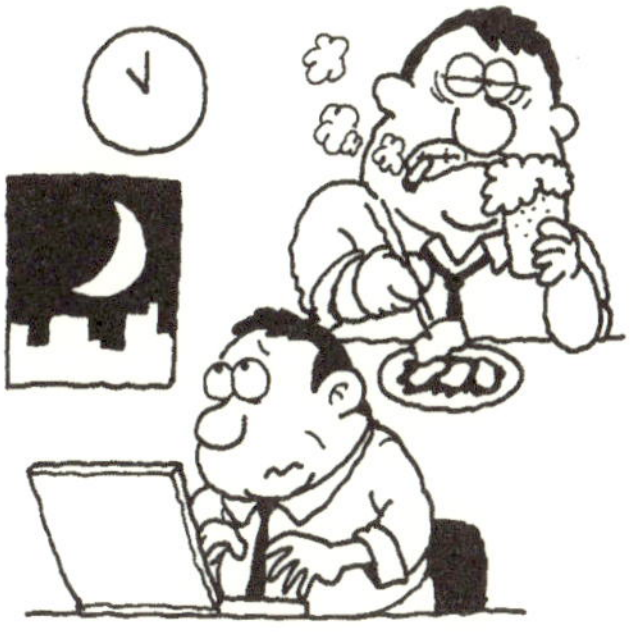

3章 真の敵は身体を守るしくみの乱れ

この章では、健康を守る身体のしくみの大切さについてお話します。非常に複雑なしくみを簡略化して説明しますが、それでも専門的な言葉が出てきます。ご容赦ください。

ストレス*と脳・神経・ホルモン・免疫・脂肪細胞の相互調節

身体の細胞はまわりを脂肪、蛋白質、糖質の細胞膜で被い、外部の環境変化から内部を一定に保っています。細胞膜は生命維持に必要な物質を外から取り込み、不要な物質を外に排出する複雑なしくみを持っています。

さらに、細胞膜は情報を他の細胞に伝える情報伝達物質（サイトカインやホルモン）を出したり受け取ったりして複雑な情報交換をし、身体全体の健康を維持しています。メタボで増えるレプチン、ＴＮＦ－αや、減るアディポネクチンも情報伝達物質の一種です。

ストレス　身体に不快や不都合な物理的・化学的・生物学的・心理的・社会的刺激が加わると、脳や自律神経、ホルモン（内分泌）、免疫など身体の機能を総動員してそれに適応しようとします。この適応しようとする状態がストレス状態です。

ストレス状態には３つの段階があります。短時間の「警告反応期」に続いて、「抵抗期」に移行し、ストレスが強すぎたり長く続いたりすると「疲へい期」になります。「抵抗期」には脳も興奮し心身の能力が一時的に向上します。しかし、疲へいすると諸機能のバランスが崩れて、心身のあらゆる病気につながります。

一般にストレスというと、「疲へい期」を引き起こすさまざまな刺激をさしています。また、ストレスは特定の病気だけを起こすのではなく、身体を守るしくみを乱して、すべての病気の原因や悪化の原因となります。

①病はストレスから

古くから「病は気から」といわれてきたことが近代医学で確認され、この分野の研究は精神神経免疫学と呼ばれています。「病は気から」というと「気合いを入れれば病気にならない、たるんでいるから病気になる」と理解される方もいるかもしれませんが、それは誤解です。気合いの入れすぎや、ストレスに対して我慢しすぎるのはかえって病気や事故を起こします。対策が困難なストレスは、ムーディ勝山のように「右から左に受け流す」ことで、病気を防ぐことができる場合もあります。

②ストレスによる脳・自律神経・ホルモン・免疫の反応

ストレスが加わったとき、人はそれを脳で認識します。人間の脳は生命をつかさどる動物的な古い脳と人間らしい判断をする新しい脳に分かれています。ストレスはまず動物的な脳に認識され、反射的にさまざまな反応が生じます。一方で、人間らしい脳にも情報が伝えられ、過去の経験と照らし合わせて評価され、その結果が再び動物的な脳に影響を与えます。

動物的な脳からの反応は、主に自律神経の反応とホルモンの反応に分かれます。自律神経の反応は数秒以内に起こりますが、ホルモンの反応は数分以上かかります。

動物は他の動物を襲いあるいは逃げるために、運動能力を素早く高めることが必要で、その時には交感神経系が働きます。交感神経が働くと、恐怖や痛みに一時的に鈍感になります。血圧・心拍数・呼吸数を高め、血を濃くして酸素をたくさん運び、脂肪などを分解して血糖値を高めます。皮膚や内臓の血管を細くし筋肉の血管を太くして、筋肉に酸素や糖分をたくさん供給し、早く強く動けるようにします。また、傷からの出血を止めるために血をかたまりやすくし、ばい菌の侵入を防ぐため顆粒球*と活性酸素が増えます。

一方、首尾良く獲物をしとめあるいは敵から逃げた後は、食べ物を消化吸収し、傷を治し、疲労を回復するために、副交感神経系が働きます。交感神経系とは逆で、痛みや恐怖に敏感になります。血圧・心拍数・呼吸数を減らして心臓・血管や筋肉を休ませ、血液を内臓に集めて消化吸収機能を高めます。糖分などを肝臓などに取り込んで蛋白や脂肪をつくり、傷んだ筋肉や傷を治します。血栓を溶かして血流を再開し、顆粒球に代わって、リンパ球が体内に入り込んだウィルスや痛んだ細胞を残さず処理します*。

顆粒球

交感神経が緊張するときに増える顆粒球は白血球の中で最も数が多く、顆粒の中に活性酸素をたくさん蓄えています。微生物や壊れた細胞などの異物を見つけるとそれを包み込み、顆粒から活性酸素を放出して破壊し処理します。しかし、異物の量が多いと自分自身も死んでしまい、まわりに活性酸素をまき散らします。顆粒球の死骸や破壊された細胞が集まったものが膿です。

顆粒球は進化の古い時期にできた防御システムで、大型のばい菌しか対処できず、ウィルスやガン細胞には無力です。生体と外界との接点である粘膜に集まりやすく、ストレスや寝不足が続くと、歯周ポケットにいる常在菌と反応して歯周病、のどにいる菌と反応して咽頭炎や扁桃炎、胃の粘膜にいるピロリ菌と反応して胃潰瘍などを起こします。

また、交感神経の緊張はリンパ球の反応を抑え、抗体を使った新しい防御システムを妨げます。そのためにウィルスによる病気（かぜや口内ヘルペスなど）にかかりやすくなります。さらに、交感神経の強い緊張は血管の細胞を変化させ、血管に傷がつきやすくなり、動脈硬化や心血管疾患の引き金になります。

防御システム

白血球から分化したマクロファージが異常を発見すると緊急情報を発し、それを受けたリンパ球の一種（T細胞）が微生物や異物の情報を解析し、それにぴったり合う武器の設計図を作成します。その設計図をもとに別のリンパ球（B細胞）がつくった武器が抗体です。抗体は効果的に微生物を無害化し、顆粒球などが処理しやすい状態にします。以前に処理したことがある微生物に対する抗体は早くつくれますが、ぴったり合わないと役に立ちません。抗体を使うしくみは進化の新しい時期に生まれた防御システムです。

交感神経が強く働く必要がある戦いは短時間で決着がつくことが多く、長時間続くことは想定されていません。そのため、交感神経の緊張が長く続くと、活性酸素の影響で炎症が悪化し、心臓や血管が傷み、高血圧・糖尿病・高脂血症・血栓症などになってしまいます。一方、副交感神経が働く休息と回復にはもともと一定の時間が必要で、休息や睡眠の時間が不足すると十分回復できません。

痛みや恐怖などによって交感神経が一気に緊張しますが、痛みが強すぎたり恐怖などから逃れられない場合には、反動で副交感神経が急激に緊張し、血圧が低下して失神を起こすこともあります。動物が死んだふりをする反応としてみられます。

また、昼間に活動する動物は昼間に交感神経が働き、夜間は副交感神経系が働く昼夜リズムを持っています。ガン細胞を退治するリンパ球の一種（NK細胞）は交感神経の緊張でその数が増え、副交感神経の緊張で働きが活発になるといわれています。どちらの機能が良いとか悪いではなく、両方の機能が必要なときに必要なだけ働き、相互に補完し合ってからだを守っているのです。

③活性酸素・酸化ストレス・炎症と身体を守るしくみ

免疫反応が起きた場所では血管が広がって赤くなり、血液の成分が血管外にしみ出して腫れ、発熱物質がつくられて熱くなります。こうした変化を炎症と呼びます。炎症は微生物の侵入に対する防御だけではなく、古くなり壊れた自己の組織を壊して新しく再生するときにも起

表1　酸化ストレスの原因とその結果生じる病気

酸化ストレスの原因
微生物の感染（肝炎ウィルスや胃のピロリ菌など）
さまざまな原因による炎症（物理的、化学的）
放射線や紫外線
鉄や銅など金属の過剰
自己免疫反応
虚血後の再灌流
自律神経やホルモンのバランスを崩す刺激（ストレス）
急な運動や激しい運動

酸化ストレスによる代表的病気
ガン
動脈硬化や血管の病気
多臓器不全
炎症
胃潰瘍など胃腸の病気
老化や遺伝子障害
臓器移植後のトラブル
細胞障害や細胞死

こります。何かの原因で炎症が起こるとそこで活性酸素が発生し、活性酸素をうまく処理できないと活性酸素によって正常な細胞が傷害されてさらに炎症が拡大するという悪循環が生じます。

炎症は生命を維持するために不可欠な防衛反応ですが、炎症反応がうまく制御できずに暴走し、自己の正常な組織にまで炎症が及んだ状態がアレルギーや自己免疫疾患です。また、どんな炎症でも持続すると全身に影響を与えます。歯周病によって肺炎や動脈硬化・糖尿病など全身の病気を引き起こすことが知られています。

さまざまな原因で活性酸素を処理する防御システムが錯乱された状態を酸化ストレスと呼び、表1のように実に多くの病気にかかわっています。注目していただきたいのは、直接細胞を破壊するような刺激はすべて酸化ストレスを起こしますが、どんな原因であれ、酸化ストレスが続くとガン、動脈硬化や老化など多くの病気の原因になるということです。

④肥満や体重変動は脳による脂肪量の監視と調節の乱れ

動物にはえさが多いときと少ないときがあり、それに応じて身体の代謝をかえ、脂肪量を調節するしくみがあります。えさが少ない状態（飢餓状態）になると、体温を下げ、基礎代謝・細胞増殖や免疫・生殖機能を抑え、エネルギーを節約します。一方で、食欲を増して、えさをとるために蓄えていた脂肪を分解してエネルギーに代えて利用します。えさが多い状態になり脂肪量が増えてくると、食欲が抑えられるとともに、体温が上昇し、基礎代謝・細胞増殖や免疫・生殖機能が促進されます。

メタボで注目されている脂肪細胞から出るアディポネクチン、レプチンやTNF－αはそうした調節にかかわっています。これらの調節機構がうまく働くと、たくさん食べても太りません。若い頃はたくさん食べても太らなかったという人も多いでしょう。太るのは生活の乱れだけではなく、こうした調節機構がうまく働かなくなったからです。

単に食べ過ぎや運動不足ではなく、不眠や過労、喫煙や酸化ストレスなどによって脳による脂肪量の監視調節機能が弱まり、食欲や脂肪の蓄積にブレーキがきかなくなることが肥満の原因です。

⑤主観的健康観は身体を守るしくみが健全であるあかし

近年、健康の社会的要因とともに注目をあびているのが主観的健康観です。これまでみてきたようにさまざまな要因によって健康状態は左右されますが、それらと同等かそれ以上に主観的健康感の低い者は高い者に比べて早死にで、特に心血管疾患やガンによる死亡が多いことが分かってきました。

主観的健康観の高い人は多少のストレスが加わっても新しい脳で安定した冷静な評価がされて、古い脳から出る自律神経・ホルモン・免疫機能への信号がうまく調節され、身体を守るしくみが安定しているのではないかと考えられています。また、脳には高性能の健康探知能力があり、不健康感は通常の検査では引っかからない何らかの身体の乱れを察知している可能性もあります。

人間の身体や機能は脂肪で守られている

①皮下脂肪は健康のもと、軽くやばいは逆にやばい

以前、歌手の工藤静香さんが脇腹の皮下脂肪をつまんで「軽くやばい」というテレビCMがありました。あれだけやせているのに、もっとやせるために低カロリー飲料を飲みましょうというCMでした。しかし、あの程度の皮下脂肪しかないのは、実は「すごくやばい」ことです。

脂肪やコレステロールは、①身体の細胞や神経をつくるためになくてはならない成分です。②情報伝達物質やホルモン・免疫物質をつくるためにも欠かせません。③中性脂肪には心臓などの筋肉を保護する作用もあるといわれています。コレステロールや脂肪は私たちの身体を3重に守っているといっても過言ではありません。

特に、脳は水分を除く重量の半分が脂肪であり、体内のコレステロールの約4分の1が脳にあります。近年の研究で、コレステロールが不足すると脳内のセロトニン*の働きを低下させ、きれやすくなるとともに多くの病気につながるといわれています。

セロトニン 脳内のセロトニンは他の脳内情報伝達物質であるドーパミン（快楽感や身体の運動調節を伝える）やノルアドレナリン（緊張や不安、恐怖感を伝える）の働きを調節し、精神を安定させる役割があります。セロトニンが不足すると、痛みや不安、恐怖に敏感になり、イライラやきれやすくなり、うつ病、パニック障害や過食症、薬物依存症の原因といわれています。また、セロトニンは深い眠りを誘い、セロトニンからつくられるメラトニンは睡眠リズムの主役です。セロトニンが不足すると満腹感が得られず、肥満や糖尿病につながるともいわれています。

②コレステロールや脂肪が不足すると病気が増える

コレステロール値が低いと血管の細胞が弱く、血管がもろくなり脳出血を起こしやすくなり、血管の傷に血小板が集まって血栓をつくりやすくなります。

コレステロールや脂肪が少ないと細菌やウィルスによる感染症にかかりやすく、死亡率が高くなることも知られています。香港で65歳以上の約4万人を5年間追跡した研究で、BMI25以上の小太りの人はそれ以下に比べ結核の発症が約半分、30以上の肥満の人の結核発症は約3分の1でした。

スウェーデンでの研究で、コレステロール値が低い人は高い人より6年間の事故による死亡が約3倍、自殺による死亡が約4倍でした。フィンランドの調査では、コレステロールの低い犯罪者は殺人・暴行・器物破損などが多く、コレステロールの高い犯罪者は詐欺・偽造などの知能犯が多いという結果があります。日本でもコレステロールが低い子どもは不登校や停学、反社会行動の率が高いとの調査結果があります。

また、コレステロールが低いほど抑うつ症状が多い、自殺傾向が高い、パーキンソン病の重症化と関連する、65歳以上で減量するとアルツハイマー病の発症が増えるなどの研究もあります。

③心血管疾患・動脈硬化は酸化ストレスや炎症が原因

以前は血液中のＬＤＬコレステロール＊が増えると、それが血管の壁にしみこんで動脈硬化になると単純に考えられていました。しかし、今ではＬＤＬコレステロールそのものが原因ではなく、炎症や酸化ストレスが原因であることがはっきりしました。

図10のように、高血圧、血流の乱れ、炎症などが原因で血管の内側の細胞が傷つくことが動脈硬化の始まりです。血管の傷を修復するために必要なＬＤＬコレステロールが、炎症による活性酸素によって過酸化脂質に代わることが次のステップです。マクロファージがそれを異物と察知し、免疫反応が進行して動脈硬化ができます。さらに動脈硬化内で活性酸素が発生し炎症が続くと、蛋白分解酵素がつくられ、動脈硬化の部位が破裂して血栓ができ、血管が詰まってしまいます。血管へのストレスが改善すれば炎症も治まり、動脈硬化も改善していきます。

炎症が起きると増えるＣＲＰという蛋白が多い人に心血管疾患の発生が多く、動脈硬化は酸化ストレスがかかわる血管の炎症であると理解されるようになりました。

ＬＤＬコレステロール　低比重リポ蛋白のコレステロールで全身にコレステロールを供給するために必要な成分です。ＬＤＬを悪玉、ＨＤＬ（高比重リポ蛋白）を

図10　血管へのストレスの持続が動脈硬化の真の原因

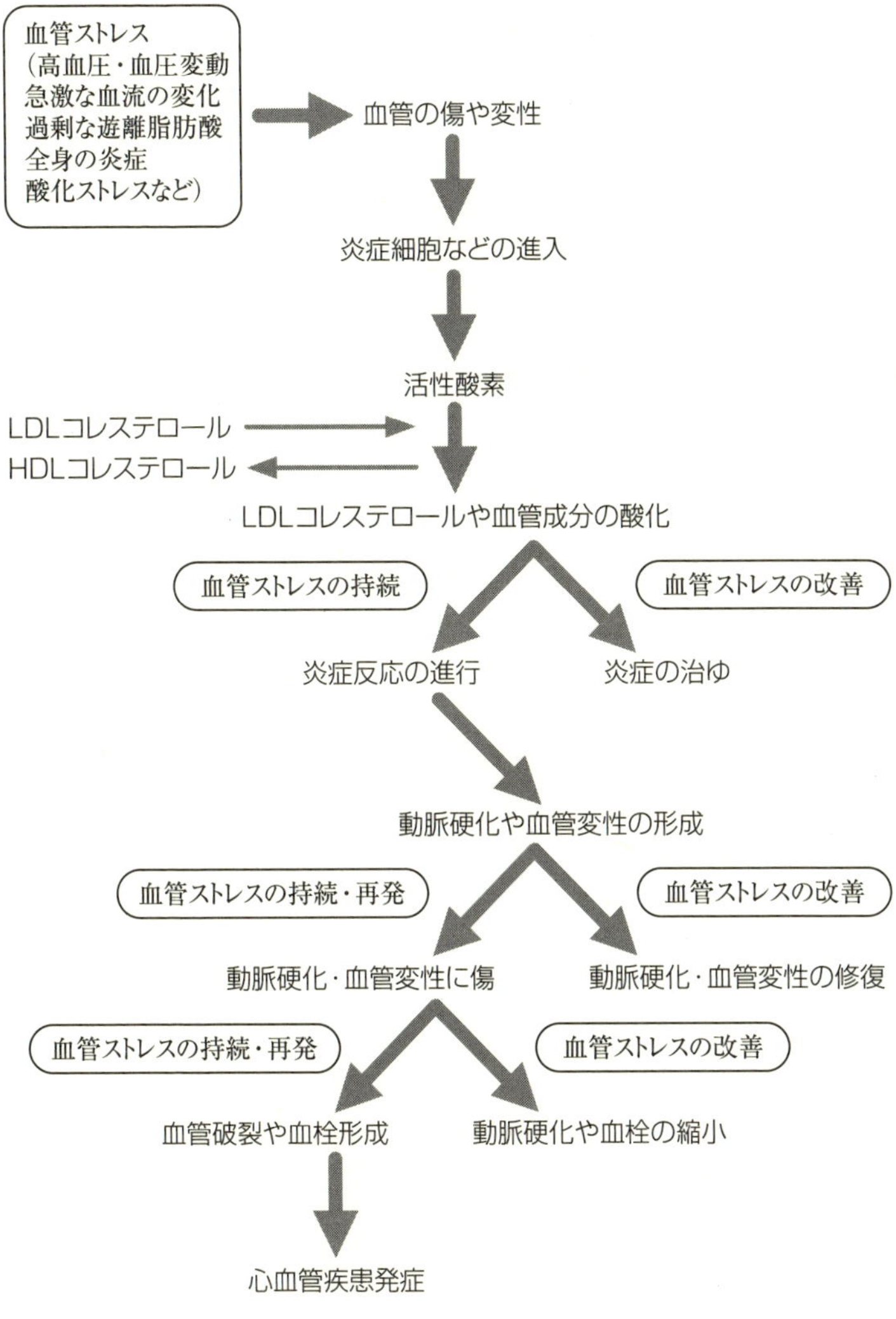
血管ストレス
（高血圧・血圧変動
急激な血流の変化
過剰な遊離脂肪酸
全身の炎症
酸化ストレスなど）
血管の傷や変性
炎症細胞などの進入
活性酸素
LDLコレステロール
HDLコレステロール
LDLコレステロールや血管成分の酸化
血管ストレスの持続
血管ストレスの改善
炎症反応の進行
炎症の治ゆ
動脈硬化や血管変性の形成
血管ストレスの持続・再発
血管ストレスの改善
動脈硬化・血管変性に傷
動脈硬化・血管変性の修復
血管ストレスの持続・再発
血管ストレスの改善
血管破裂や血栓形成
動脈硬化や血栓の縮小
心血管疾患発症

善玉と呼ぶこともありますが、間違いです。ＬＤＬは商品供給用のトラックで、これが足りないと丈夫な細胞や神経がつくれません。一方、ＨＤＬは売れ残り回収用のトラックで、両方のバランスが大切です。

④ガン・老化・脳の病気なども酸化ストレスや炎症が原因

たばこなど発ガン性物質の多くは細胞内のＤＮＡを酸化し、発ガン性を発揮します。興味深いのは抗酸化物質とされるビタミンＡやＥ、カテキン、大豆イソフラボンなども、高濃度ではＤＮＡを酸化してガンを誘発することが知られています。ここでも「過ぎたるは及ばざるがごとし」が成り立ちます。

また、Ｃ型慢性肝炎から生じる肝ガン、間質性肺炎から生じる肺ガン、ピロリ菌慢性胃炎から生じる胃ガンのように、炎症と酸化ストレスの持続はＤＮＡを傷害し、ガンにつながります。

酸化ストレスは老化も促進します。特に、脳や神経は酸化されやすい脂肪が多く、大量の酸素を消費するために活性酸素が生じやすく、脳の病気には酸化ストレスがかかわっていると考えられています。

4章 食事や依存習慣の検証

健診と保健指導は予防効果なし？

健診をおこない、異常のある方に保健指導や治療をすすめることは、病気の予防に役立つと考える方は多いと思います。しかし、ちょっと待ってください。それが、本当に正しいかどうか怪しくなってきたのです。

一般住民や職場集団を対象に健診と保健指導をおこない、長期間の死亡率の差を比較した信頼性の高い9つの研究があります。それらをまとめた結論は意外にも「まったく効果なし」でした（Ebrahimｓら、1997）。

この他に、カイザー財団加入者を対象とした研究や南東ロンドンの住民を対象とした研究でも、死亡率や病気による休業率に対する健診と指導の効果は認められていません。フィンランドビジネスマン研究では保健指導や治療によって血圧、コレステロールや喫煙習慣は改善しましたが、冠動脈疾患はかえって増えてしまいました。なぜ効果がなかったのでしょう。

いろいろ議論があります。健診を受けても指導や治療が徹底できない、薬の副作用の影響が大きい、指導を受けても生活が変わらない、生活を変えても長続きしない、指導がかえってストレスになったなどの理由が指摘されています。また、太っているものはやせればよい、検査値が高いものは下げればよい、脂肪分が多い者は脂肪を減らせばよい、血糖値が高いものは糖分を減らせばよいという単純な考え方にも問題がありました。

人間には身体を守る複雑なしくみがあることは前章でお話しました。脂肪分が減ると脂肪を蓄える力が強くなり、血糖値が下がると血糖値を高く保とうとするしくみが働きます。やせようとすると逆に太りやすい体質になります。また、食品は栄養素である以外にも身体を守るしくみに多面的な影響を与えています。このような身体のしくみを無視した保健指導や治療が、効果につながらない一因であると考えられています。

健康に良い食品のウソ・ホント

①植物性脂肪（リノール酸など）が動脈硬化・炎症の元

従来の食事療法では動物性脂肪を制限して植物性脂肪に変えることが推奨され、特に、リノール酸が身体に良いといわれました。その結果、リノール酸を多く含む紅花油などがブームとなり、マーガリンや植物性のクリームがもてはやされました。しかし、それが大きな間違いでした。

炎症や動脈硬化が起こるしくみが分かるにつれ、植物性脂肪に多いｎ－６系脂肪酸*が炎症や動脈硬化などを引き起こすことが分かりました。リノール酸からつくられるアラキドン酸*がさまざまな炎症物質や活性酸素をつくり、この炎症が動脈硬化やガンにつながったのです。

その結果、植物油のメーカーも各製品からリノール酸の割合を下げています。以前はリノール酸１００％をうたっていた紅花油も、今では密かにリノール酸の含有量を50％程度に下げ、アラキドン酸にならないオレイン酸の含有量を増やしています。

また、海外では、クリームや揚げ物に含まれるトランス脂肪酸*が動脈硬化や心血管疾患を起こし、喘息やアトピー性皮膚炎などアレルギーや炎症を悪化させ、痴呆の原因にもなるという研究がたくさん出てきました。そのため、トランス脂肪酸含有量の表示を義務化したところ（米国、カナダなど）や、使用を規制したところ（デンマーク、ニューヨークなど）が出てきました。

n－6系脂肪酸

脂肪や油の成分は大きく飽和脂肪酸（バターや肉の脂身など常温で固形の物に多い）と不飽和脂肪酸（常温で液体の植物油や魚の油に多い）に分けられますが、不飽和脂肪酸はさらにリノール油などに多いn－6系脂肪酸とシソ油や青身の魚に多いn－3脂肪酸に分けられます。

アラキドン酸

アラキドン酸は生体内でリノール酸からつくられ、細胞膜などに存在しています。細胞は種々の刺激により細胞膜からアラキドン酸を放出し、アラキドン酸から炎症を引き起こす物質（プロスタグランジンやロイコトリエン類など）や血を固まりやすくする物質がつくられます。

トランス脂肪酸

トランス脂肪酸は不飽和脂肪酸を固形化するために水素を添加することによってできる物質で、マーガリン、ショートニング・クリーム、精製植物油（精製する過程で一部がトランス脂肪酸に変化する）、クッキーやスナック菓子、各種フライなどの揚げ物などに含まれます。世界保健機関と食糧農業機関の合同専門家会合は、トランス脂肪酸の摂取を最大でも1日あたり総エネルギー摂取量の1％未満とするように勧告しています。

②青身魚に豊富なEPA・DHAや抗酸化物質の効果と危険性

動脈硬化や炎症を防いでくれるのがn－3系の脂肪酸です。n－3系の脂肪酸であるEPA、DHAが豊富な青身魚の摂取は炎症や動脈硬化の予防効果があるといわれています。また、EPA、DHAはセロトニンの分泌を増やし、炎症や酸化ストレスを悪化させるノルアドレナリンを減らします。しかし、n－3系脂肪酸のとりすぎは出血傾向や感染症に対する抵抗力を弱くするなどの害もあると指摘されています。

魚の摂取では注意したいこともあります。世界中の海が水銀やカドミウムなどの重金属やダイオキシンなどの有害物に汚染されています。有害物は大型の魚の脂肪にたまりやすいので、それらのとりすぎには注意が必要です。

酸化ストレスが病気の原因であれば、抗酸化物質を大量に摂取すれば病気を予防できるのではないかという期待がふくらみ、各地で研究されました。その結果は期待はずれでした。

βカロテン（体内でビタミンAになる）、αトコフェノール（天然のビタミンE）、セレニウムで胃ガンの予防効果を認めた研究がある一方で、大量のβカロテン投与で前立腺ガンや肺ガンが増加しました。αトコフェノールも前立腺ガンの予防効果を認めた研究がある一方で、大量では心血管疾患の危険が高まる可能性があります。

お茶や赤ワインなどに含まれるポリフェノールも濃度によっては酸化を促進する作用があり、場合によっては発ガン性のあることも分かりました。

③塩分制限の効果と限界

健康日本21では、１日の塩分摂取量を６ｇ以下と推奨しています。世界的なインターソルト研究で、塩分摂取量が１日３ｇ以下の民族では高血圧がほとんどなく、６ｇ以下では脳卒中が極めて少ないことが分かりました。しかし、６ｇから15ｇの範囲では高血圧との関連が弱いことに対してさまざまな意見があります。

減塩の血圧への効果を調べた研究では、塩分を約６ｇに制限した場合、高血圧者では収縮期血圧が３㎜Hg以上減少しましたが、正常血圧者では１㎜Hgしか減少しませんでした。６ｇから15ｇ程度までの塩分摂取量にたいして、敏感に反応して血圧が上下する塩分感受性者とこの範囲の変化では血圧が変動しない塩分非感受性者がいることがわかっています。高血圧者のおおむね半数、一般人口では10％強が塩分感受性者であると推定されています。

好きな塩分を必死でがまんしてもたった３㎜Hgしか下がらないのかとがっかりする方もいるでしょう。個人差が大きいので、血圧が高い方は１～２週間塩分を減らしてみて血圧の変化を確めてみることをおすすめします。

塩分は胃ガンなどとの関係も指摘されており、とりすぎには注意が必要です。

一方、夏場の労働や運動などで大量に発汗する場合は、熱中症予防のために、水1ℓに1gの塩分（100mℓにNa40mg）を入れたものを発汗前と休憩時に500mℓ以上飲んでおくことが大切です。市販の飲料を利用する場合は、スポーツドリンクと水を交互に同量ずつ飲むことをお勧めします。運動量が多い場合はカロリーが多いスポーツドリンクを、運動量が少ない場合はカロリーの少ないスポーツドリンクを選びましょう。

④カロリー制限、糖質制限の危険性

動物実験ではカロリー制限により寿命が延長する結果が出ていますが、人間では確認されていません。高齢者のカロリー制限は介護施設への入所率を増やしてしまいます。カロリー制限によって脂肪だけではなく、蛋白質や骨も減ってしまうことが問題です。

米国ワシントン大学のチームが平均年齢57歳の男女の食事カロリーを約20％減らしたところ、1年後に体重が約2kg減少しましたが、骨密度も約2％減少しました。英国の研究で身長が3cm以上減少した（骨が縮んだ）人の心疾患死亡率が高いことや、血清タンパク（アルブミン）

が低い男性の循環器疾患死亡が高いこと（NIPPON DATA 80）が分かっています。血清アルブミンは血液中のタンパク質の主成分で、脂肪の酸化を防ぐ作用もあります。

職場の健診で、骨密度が低い若い女性が増えています。若い女性のやせすぎに対して、ファッションモデル業界からも警告する動きが出ています。２００６年に南米で２人のモデルが拒食症と突然死で死亡し、スペイン、イタリア、オーストラリア、英国、米国などで、16歳未満のモデルやＢＭＩが18未満のモデルをショーに出演させない対策を打ち出しました。

骨の強化のために乳製品の摂取がすすめられていますが、乳製品の摂取が多い国ほど骨折が多いというデータもあり、乳製品やカルシウムだけでは骨強化の効果は期待できません。骨の骨格をつくるための多糖類やタンパク質の摂取や、やせの解消が重要です。

欧米人では糖質を１日１５０ｇ以下に制限すると、血糖を下げるホルモンであるインスリンの反応が鈍くなり、かえって高血糖や中性脂肪の増加を招くという報告があります。つい数十年前まで糖質中心の食生活をしてきた日本人は、欧米人よりさらに糖質の割合が多い食生活の方が健康に良いかもしれません。

食事制限によるさまざまなダイエット法が提唱されていますが、最大の問題はがんばりすぎて減量しすぎることと、ダイエットの継続には相当の努力や費用が必要で、やめたとたんにリバウンドを起こすことです。体重の増減が肥満の持続よりもっと危険であることは２章でお話しました。

⑤卵の制限は必要か

従来は卵を食べるとコレステロールが増えるということで、卵やマヨネーズなどを控える指導がされました。しかし、現在では、コレステロールが多少高くても健康には影響がないこと、卵を食べてもコレステロールはさほど変化しないことがわかりました。

大規模な調査で、卵をほぼ毎日食べる人と週に1～2日しか食べない人とでは血液中のコレステロール値や心筋梗塞の危険性が変わらず、むしろ、卵をほとんど食べない人のほうが危険という結果（ＪＰＨＣ研究）があります。家族性高コレステロール血症など特別の方をのぞき、週に1個以上の卵は必要で、毎日1個なら心配ないでしょう。

ストレスと過食・喫煙・アルコール依存

ストレスが加わると交感神経が緊張しますが、交感神経の緊張が続くと、脳は緊張をとくた

表2　生活改善の項目と血圧低下の目安

項目	めやす		最大血圧の低下
肥満	：3 kg 減量（BMI 1減）	➡	－2 mmHg
アルコール	：30mℓ（日本酒では約1合分）の節酒	➡	－5 mmHg
食塩	：食塩半減6～7g／日	➡	－3 mmHg
カリウム	：野菜の摂取で倍増	➡	－3 mmHg
運動	：1日1万歩の早歩き	➡	－10mmHg

出所：鈴木一夫秋田脳血管研究センター疫学部長、秋田国民健康保険組合連合会講演資料より引用
http://www.akita-kokuhoren.or.jp/osirase/img/siryou200711_1.pdf

めに副交感神経を刺激しようとします。手っ取り早く副交感神経を刺激する方法が、食べることやニコチン、アルコール、薬物などをとることです。

食べると胃腸からの刺激で副交感神経が働き、おいしいと感じることが快感中枢を刺激して脳を幸せにします。「元祖！　でぶやのまいうー」状態です。しかし、交感神経の緊張が続いていると、満腹中枢を刺激する成分（レプチンなど）が働かず、食べ過ぎをくりかえすことになります。

ニコチンは、瞬時に脳に作用してドーパミンを増やし快感中枢に作用するとともに、副交感神経を刺激します。同時に血管に直接働いて収縮させ、血圧を上げます。習慣的に摂取するとニコチンなしでは神経の伝達がうまくいかず、それを補うために交感神経が緊張し、悪循環におちいりま

図11　「過食・タバコ・アルコールで幸せ〜」でいいの?

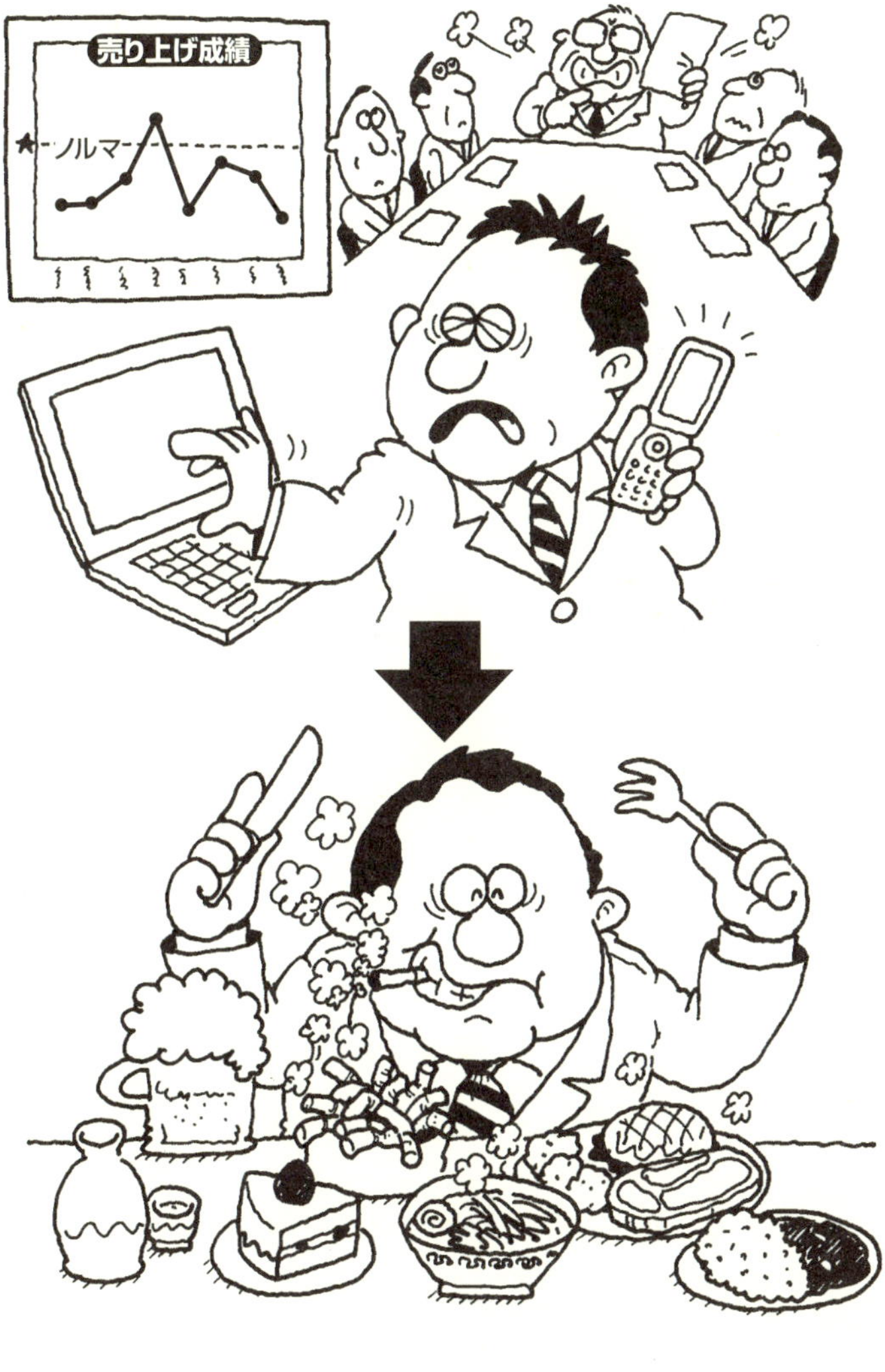

す。ストレスが強い人では喫煙習慣とメタボを併せ持つ人が多いのもそのためです。

喫煙は受動喫煙も含めてストレスと並ぶ健康障害の最大の原因であり、その対策はメタボ対策よりはるかに重要です。喫煙対策の重要性や禁煙のための支援についてはすぐれた本やインターネットのホームページが多数存在しますので、ここでは省略させていただきます。

アルコールも少量であれば脳の緊張をとり、副交感神経を刺激して心身をリラックスさせます。しかし、とりすぎると、分解の過程で発生したアルデヒドが交感神経を刺激し、脳の交感神経に対するブレーキもきかなくなってしまいます。アルコールの飲み過ぎが肝臓に悪いことは有名ですが、高血圧やガンを増やす悪影響の方が重大です。日本酒1合分のアルコール（約30㎖）を減らすと、収縮期血圧が平均5㎜Hg低下するとされ、塩分制限よりアルコール制限の方が血圧を下げる効果が大きいことはあまり知られていません（表2）。

ストレスが慢性化すると、食べ過ぎ（肥満）、吸い過ぎ（ニコチン中毒）、飲み過ぎ（アルコールや薬物中毒）という依存症につながります。肥満者の脳には薬物依存症の脳と同様に快楽や興奮を伝えるドーパミンが多く、その受容体が少ないことが知られています。ストレス対処がうまくいかない依存症の方に対して「健康に悪いからやめろ」といってもあまり効果はありません。依存症になる元のストレスも同時に軽減して、それらに頼らなくてもリラックスできる方法を脳が学習する必要があります。

おいしく楽しい食事は人生の幸せを実感する大切な要素の一つです。食べ過ぎにならないようにに食事をおいしく食べるためには、旬の食材を使い、薄味でしっかりだしをとるなど、おいしくつくりできたてを食べる、よくかんでしっかり味わうことが大切です。そのために、禁煙や歯周病対策など歯の衛生も必要です。食事を楽しく食べるためには環境と家族や親しい友人たちとの語らいも大切です。仕事に追われて深夜に一人で急いで食べるなどは論外で、仕事などから解放され、ゆったりとした気分で食べることが楽しい食事の条件です。

カロリーや成分だけにとらわれず、幸せをかみしめる食事をめざしたいものです。

5章 身体活動や運動の検証

運動の危険性

健康日本21では、毎日の速歩き30分により最大血圧が５㎜Hg低下し、国民の血圧が平均２㎜Hg下降するだけでも、脳卒中による死亡が年間１万人（６％）減少し、要介護者が３５００人減るとしています。しかし、運動には危険がともないます。

①運動中や直後の突然死

運動には突然死を招く危険があります。ジョギングの提唱者ジム・フィックスさんは30歳代半ばで100kg近くありましたが、毎日15kmのランニングを続けて30kg以上の減量に成功し、その体験を書いた本『奇蹟のランニング』が世界中で大ヒットしました。しかし、ランニングブームの真っ最中、ランニング中に心筋梗塞のため52歳で急死しました。

日本では2002年に高円宮さんがスカッシュ中に急死した事件や2007年8月にメタボ侍の急死事件が有名です。三重県伊勢市の市長が「7人のメタボ侍　内臓脂肪を斬る！」と銘打って、市幹部ら7人で3か月間の減量に挑戦しました。しかし、約1か月後に、市健康福祉部の課長さん（47歳男性、腹囲100cm）が運動中に急死しました。他の地域のモデル事業でも運動中の脳卒中発症などが報告されています。全国的にこのようなやり方の運動指導がおこなわれたら、突然死が急増するのではないかと危惧します。

米国の男性では、突然死の約20％が過激な運動の最中または直後に起こっています。普段していない運動をいきなり始めることは突然死を招くことがあり、厳重な注意が必要です。

国が決めた特定健診・特定保健指導の制度では、メタボの方に心電図をとることなく、いきなり食事制限と運動が指導されます。動脈硬化による老後の病気を減らすために働き盛りで急死する人が増えては、何のための健康対策か疑問です。安全確保のためには動脈硬化の程度を評価する検査をおこない、安全な運動のしかたを決めることが大切です。

②激しい訓練をする兵隊は健康？

激しい運動をすればするほど、健康になるのでしょうか。ビリーズ・ブートキャンプ・エキササイズが人気です。米国軍隊の訓練指導係であったビリーさんが軍隊の訓練を基につくった運動です。こんな訓練を毎日何年間もした兵隊は、健康になるのでしょうか。

米国では貧乏で向学心のある若者が、「大学の奨学金を出してやるよ。親も含めて軍の医療保険に入り、無料で医療を受けることができるよ」といわれてリクルートされ、軍に入隊してくるそうです。しかし、ＰＴＳＤ（心理的外傷症候群）などの病気になり、身体も心も病んだ退役軍人が病院の診察を何か月も待つ状態が生じています。病気にならなくても、奨学金だけでは学費が払えず退学する者が多く、社会問題になっています（堤未果『報道が教えてくれないアメリカ弱者革命』海鳴社）。先日、日本の自衛隊でもイラクに派遣された隊員の自殺率が非常に高いという報告がありました。もちろん、病気や自殺の原因は訓練のしすぎというよりは、無意味で悲惨な戦争そのものの影響でしょう。

新入職員研修として、自衛隊で訓練を受けさせている会社があります。訓練後に健康診断を受診した方の結果を見ると、肝機能障害、尿蛋白、白血球増加が起きている方がいます。一過性の障害ですが、筋肉が崩壊し活性酸素が増え、腎臓などに悪影響を及ぼしている証拠です。運動でも「過ぎたるは及ばざるがごとし」です。

③急激な脂肪分解が血管を傷つける

運動すると、血液や脂肪細胞にある中性脂肪が脂肪分解酵素（リパーゼ）によって、遊離脂肪酸とグリセロールに分解されます。グリセロールは肝臓で糖に変えられ、遊離脂肪酸は筋肉に取り込まれてエネルギーに変わります。余分な糖分や遊離脂肪酸は、再び肝臓や脂肪細胞で中性脂肪などに変えて蓄えられます。

脂肪分解酵素はアドレナリン、ノルアドレナリン、グルカゴン、副腎皮質ホルモンなどストレス時に出るホルモンや興奮作用のあるカフェインなどで活発化し、インスリンで抑制されます。そのため、寒いとき、空腹なとき、緊張や不安なときや興奮状態で運動すると、脂肪が急激に分解されます。

そうか、「明日から、早朝や残業後の空腹時に緊張して運動しよう」と、早合点しないでください。脂肪分解によってできる遊離脂肪酸には、血管の細胞膜を壊し、血小板を刺激して血を固める作用があります。必要以上に脂肪が分解されて遊離脂肪酸が血液中に余ると、血管が傷つき、けいれんし、動脈硬化の部位が破裂します。血栓もできやすくなり、突然死の原因です。

動脈硬化が米国より少ない日本でも、40歳代男性の約13％がすでに冠動脈硬化をもっており、特に、高齢者は遊離脂肪酸を利用する能力が低下しているため、危険です。

空腹で運動をすると一時的な飢餓状態になります。そのため、運動後に食べたものがまず脂肪細胞に蓄えられ、身体を守るための物質をつくるほうは後回しにされます。空腹時の運動とその後の過食で体脂肪率がどんどん増え、食事制限をすると筋肉や骨がやせていきます。どちらも健康には危険です。

脂肪分解酵素が働く温度は37～38度です。皮膚の表面にうっすら汗をかき、気化熱でうまく体温が調節されている状態が良い状態です。汗が流れ落ちる状態は、せっかくの汗が気化せず脱水になり、体温が上がりすぎて分解酵素が働きません。マラソンの中継を見ていると、汗を激しくかいている選手は途中で脱落していきます。

サウナスーツなどを着ておこなう運動は脱水になるだけで、脂肪燃焼効果はありません。

「脂汗をかいてやせる」という方がいますが、体重減少は水分が減っただけで、脂肪は減っていません。

④安全な減量の限度は月1～2kg

体脂肪1gが分解すると7KCal、タンパク質や炭水化物は1gで4KCalのエネルギーを発生します。同じエネルギーを使っても、脂肪だけが分解したときに比べてタンパク質や炭水化物も一緒に分解すると減量は大きくなります。1か月2kg以上の減量は、脂肪だけではなく筋肉や骨など身体の大切な部分が壊れている警告としてとらえたほうがよいでしょう。

減量とリバウンドをくりかえすと、減るときは筋肉と脂肪が減り、増えるときは脂肪だけが増えるので、体脂肪率はどんどん増えていきます。リバウンドの原因は過労、ストレス、あせりといわれています。ゆったりと楽しみながら続けられる身体の動かし方を見つけましょう。

ここちよい身体活動と赤筋（有酸素）運動がお勧め

①赤筋は有酸素運動、白筋は無酸素運動

人間の筋肉には、有酸素運動をおこなう赤筋（血流やミオグロビンが豊富なので赤い）と無酸素運

動をおこなう白筋（血流などが少ないので白い）があります。赤筋は背骨や下肢の骨のまわりにあり、表面からは見えません。弱い力しか発揮できませんが、姿勢の維持や歩行など長時間働くことができます。一方、白筋は上肢や身体の表面にある筋肉で、鍛えると盛り上がって見えます。素早く力強く動く反面、短時間しか働けません。

動脈硬化の予防、心肺機能の強化や脂肪を燃焼させる目的には、主に赤筋を使う有酸素運動や赤筋の多いインナーマッスルトレーニングが有効です。やや早足で歩くこと、つま先立ちや片足立ちなどのバランス訓練がお勧めです。

以前は、30分以上続けないと脂肪が分解しないといわれていましたが、脂肪は運動後にも活発に分解するので、10分程度でも十分に効果があることがわかってきました。また、歩行や自転車など楽な強さの運動を1時間以上続ける方法（ロング・スロー・ディスタンス）も、細い動脈や毛細血管を広げ、脂肪を分解するのに大変有効です。

自覚的な運動の強さが「楽にできる」から「ややきつい」までなら有酸素運動が主体で、「きつい」と感じたり、筋肉が固くなり動きづらくなったりするようなら無酸素運動が主体です。機械や重りを使った単純な運動は一部の白筋しか鍛えられず、脂肪燃焼効果が低く、動脈硬化の予防効果や心肺機能の向上は期待できません。

赤筋を１kg増やすと基礎代謝が１日で３００ＫCal増え、やや速歩き1時間と同等で、１か月で体脂肪を1kg減らす効果があります。白筋を増やしても、この効果は期待薄です。

②身体活動の増加には環境改善が不可欠

北欧やEUでは健康対策と環境対策の両面で車に依存しないまちづくりをすすめています。市街地の車道や駐車場を減らし、歩道、自転車道、公共交通を充実させています。列車にも無料で自転車を持ち込めます。さらに、職場でもパソコンの机が一定時間毎に自動的に上下し、労働者が座位と立位を交互に繰り返すことを求めるところも出てきています。

車を使って歩かない生活、イスに座って動かない仕事が健康に悪いことは明らかで、それなら歩く生活や動く仕事ができる環境にしようというのが、人権意識が発達した国の発想です。日本では、フィットネスクラブで、窓や画面に向かって黙々とマシンの上を歩いている方をよく見かけます。実験でむりやり運動させられて、長生きするかどうかを調べられている実験用ネズミの姿とダブって見えます。ガソリンを使って車で移動し、わざわざお金を払って、電気まで使って運動するのは、何か変だと思うのは私だけでしょうか。

③家事・育児＋やや速歩きが最も安全で有効

女性看護師7万人を8年間追跡した研究で、毎日30分歩いていた群ではほとんど歩かない群に比べて、冠動脈疾患の発症率が30〜40％少なく、それ以上の運動をおこなっていても効果は変わりませんでした。また、毎日3時間程度、家事や育児をおこなっている女性は、身体を使っていない人より死亡率が25〜50％低く、それ以上に運動しても死亡率は減らなかったという報告もあります。

結局のところ、運動は毎日やや速歩きで30分（10分を3回でもよい）程度歩くか、毎日3時間程度家事や育児をしておれば、健康のための運動としては充分です。やせたいかたや健康になりたいかたは、お金を払ってでも家事や育児をさせてもらいましょう。特にお勧めは、風呂や窓ガラス、床などの拭き掃除を手だけでなく全身を使ってすることです。整理・整頓・清潔・清掃は労働安全衛生の基本ですが、気持ち良く身体を動かし、その結果、家庭や職場が気持ち良くなる一石二鳥の効果があります。「気持ちいい〜」体験はそれだけで健康に良い作用があります。

速歩きや家事以上強度の運動は安全性に注意して、健康のためというより趣味として楽しむためにするのが良いようです。

6章 睡眠と体内リズムの検証

睡眠不足や夜勤は危険がいっぱい

①睡眠不足や夜勤と事故

睡眠不足が原因とされる巨大事故として、スリーマイル島原発事故（1979年3月）、インド・ボパール化学工場ガス爆発事故（1984年12月）、スペースシャトル・チャレンジャー爆発（1986年1月）、チェルノブイリ原発事故（1986年4月）、石油タンカー・バルディーズ号原油流出事故（1989年3月）などが指摘されています。

睡眠不足で交通事故や転倒事故の発生も2〜3倍になると推定されており、睡眠障害が原因で起こる事故やミスなどによる経済損失はアメリカで1年でおよそ1993億ドル、日本では6兆円と推測されています。

アメリカでは医療事故死は交通事故死の3倍もあり、最大の原因として医療労働者の睡眠不足が指摘されています。日本医療労働組合連合会の調査で、日本でも7割以上の勤務医が当直業務を伴う連続32時間勤務を月3回以上おこなっています。また、3割近くが月に1日も休日を取れない状況に置かれています。

厚生労働省の「平成13年労働環境調査」によると、労働者全体の21％が深夜労働に従事しています。そのうち体調不良を訴える人が36％で、「深夜労働の期間が長いほど体調不良が多い」と答えています。２０００年保健福祉動向調査では、男性の中年層で「仕事などで睡眠時間がとれない」という訴えが40％にもおよんでいます。

インターネット調査（２００4年ACニールセン）によると、世界で最も睡眠時間が短いのは日本人で、約41％が6時間以内でした。ＮＨＫ放送文化研究所の「国民生活調査」によると、日本人の平均睡眠時間は１９６０年から２００５年までの約半世紀で、約1時間短くなっています。

図12　睡眠不足はおっかない

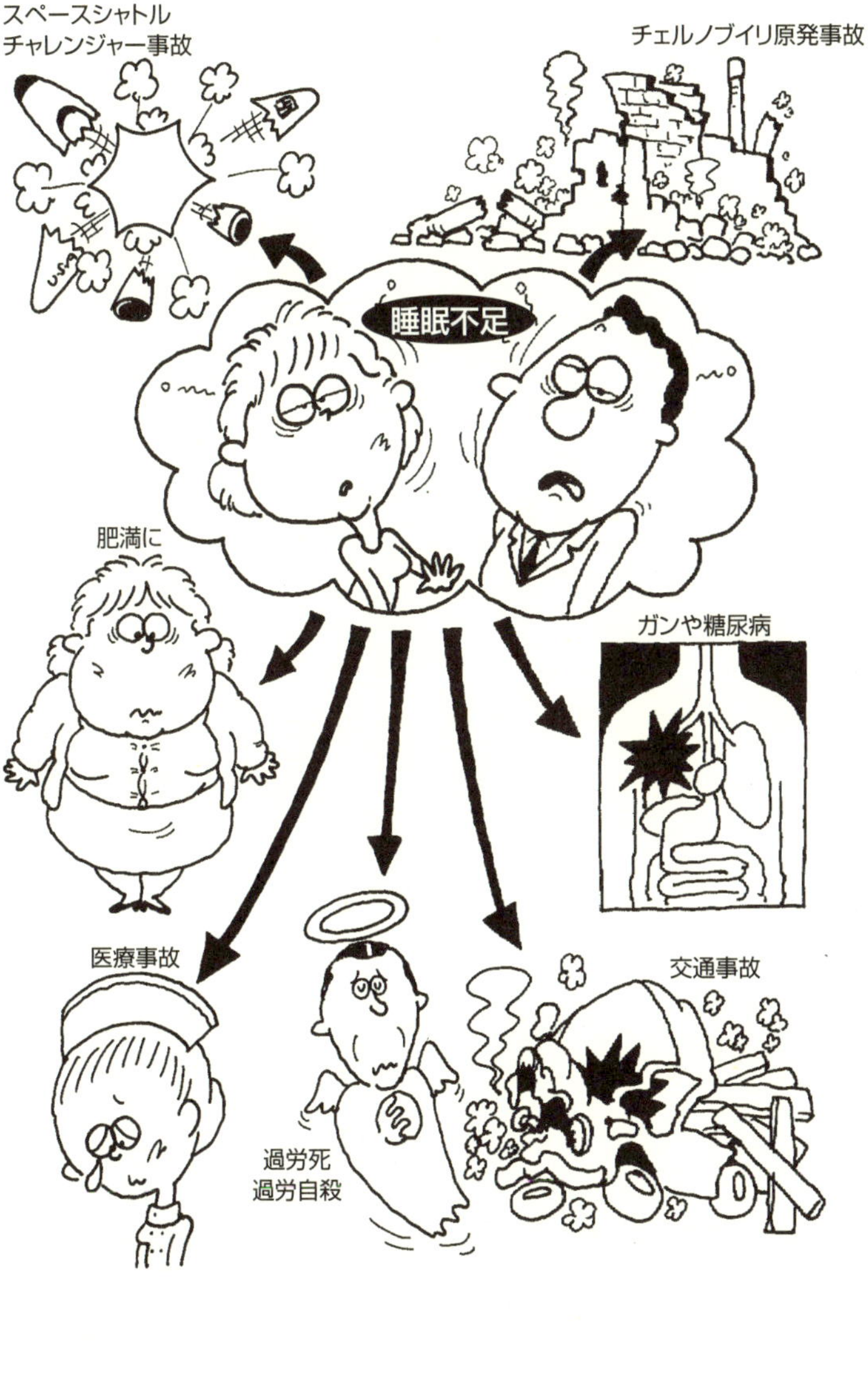
スペースシャトル
チャレンジャー事故
チェルノブイリ原発事故
睡眠不足
肥満に
ガンや糖尿病
医療事故
交通事故
過労死
過労自殺

②睡眠不足や夜勤と病気

厚生労働省の脳・心臓疾患の認定基準に関する専門検討会報告書（２００１年11月）によれば、睡眠時間が６時間未満で狭心症や心筋梗塞の有病率が高くなり、５時間以下で脳・心臓疾患の発症率も高くなります。

週40時間という法定労働時間を超えた残業時間が月に80時間になると平均睡眠時間が６時間になり、残業時間が１００時間になると睡眠が５時間に短くなることも示されました。

米国の研究では、睡眠時間が８時間以上の群に比べて、５時間以下の群は冠動脈疾患が１・５倍多く発症しました。米国で長期間夜勤に就く女性は、乳ガンになる危険性が高いことも判明しました。夜間の明るい照明の影響でホルモンが乱れるためと考えられています。

睡眠不足と糖尿病や肥満の関連も明らかです。睡眠時間が７～８時間の群に比べて５時間以下の群では、糖尿病の発症が２・５倍、６時間群では１・７倍でした。睡眠を４時間に制限した実験では、血糖値が上昇する一方で、満腹信号（レプチン）が低下し、これが糖尿病や肥満が増える原因のひとつと考えられています。

米国の研究で、睡眠時間が７時間の女性に比べて、５時間の女性は肥満の割合が15％多く、６時間の女性は６％多くなりました。約15kg以上の大幅な体重増加もそれぞれ32％、12％多く、睡眠不足の影響は明らかでした。その他、夜勤者で虚血性心疾患や高血圧、糖尿病、胃潰瘍、女性では妊娠・出産のトラブルなどさまざまな病気が増えることが分かっています。

③夜勤や交代勤務の健康への影響

人間の体内にはさまざまなリズムがあり、最もはっきりしたリズムが昼に活動的になり夜に休息的になる昼夜リズムです。夜働くことは昼夜リズムを乱すだけではなく、夜間は認知・判断・運動機能が大きく低下しており、同じ作業でも日中より強い緊張が必要です。

一方、夜勤時の睡眠は活動期である昼間に寝ることになり、明るさ・騒音・家族の都合など睡眠にとって環境も悪くなります。寝つくまでに時間がかかる、眠りが浅い、覚醒が多い、睡眠の持続時間が短いなど、夜間睡眠と比べて昼間睡眠の質や量が悪いことがわかっています。そのために疲労の回復も不十分になります。

夜勤昼眠生活を何日繰り返しても昼夜リズムは逆転しません。昼夜リズムは午前中に強い光が目から入ることによって調節されますが、夜勤労働者は自然のリズムである昼夜リズムと夜勤生活のリズムが常にじゃまし合い、身体を守るしくみが乱れます。徹夜をした翌日には怒りや悲しみの刺激に対する脳の反応が異常に高まり、精神障害につながることも分かっています。

また、夜勤生活のために家族や地域との関わりが少なくなり、社会から孤立しやすくなります。夜勤は身体的・精神的・社会的・スピリチュアルな不健康要因です。

良い睡眠のために

厚生労働省「健康づくりのための睡眠指針検討会報告書」（2003年3月）などを参考に、睡眠をよくするための工夫をまとめると以下のようになります。

① 深夜2時から4時は体温が最も低下する睡眠のコアタイムで、この時間帯に深い睡眠（ノンレム睡眠）に入ると、身体を修復するために必要な成長ホルモンが一気に分泌されます。そのためには深夜12時には眠りにつく必要があります。

② 寝つきを良くし眠りを深くするためには、夕方以降はカフェインをとらず、夕食も軽くしましょう。夕食後に軽い体操やストレッチをおこない、温かめの風呂にゆっくりつかって血流を良くし、出てから1時間程度で体温が低下して眠くなるのを待って寝つくのが良いでしょ

う。

③ 夜に、明るすぎる部屋や画面からうける強い光は、睡眠を妨げます。寝酒は寝つきを良くしますが、途中で覚醒しやすくなるため、お勧めできません。乳製品は眠気を誘うので、お勧めです。

④ 朝は目覚める前に部屋を明るくすると、良い目覚めが得られます。起きてから日光を浴びて軽く体操し、しっかり朝食をとると身体が覚醒モードに入ります。

⑤ 定期的な目覚め・食事・運動・休息・入眠のリズムは良い睡眠の基本です。20分程度の昼寝は疲労回復と作業能率向上が期待でき、夜の睡眠も妨げません。どうしても夜勤をしなければならないときは、深夜2時から4時に仮眠をとりましょう。

⑥ 充分眠っても日中の眠気が強いとき、睡眠中の激しいいびきや無呼吸、足のむずむず感や歯ぎしりは、病気の可能性がありますので、医師に相談したほうが良いでしょう。

Ⅲ部

本当に怖いのは「メチャ・ド・リスク症候群」

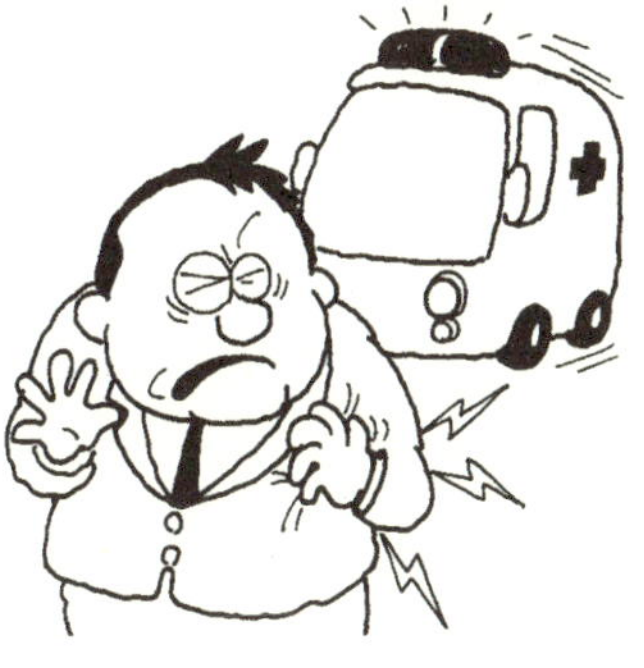

7章 メタボより、もっと危険なことがいっぱい

作業（職業）関連疾患と過労死

①世界保健機関の作業（労働）関連疾患

産業の発達とともに職業によって起こる病気（職業病）が多発してきました。転落や爆発などの労災事故、鉱物などのほこりを吸って起こるじん肺、鉛や有機溶剤など有害物質の蒸気を吸って起こる産業中毒、騒音による職業性難聴、振動工具による振動障害などが有名です。

アスベスト（石綿）による中皮腫や肺ガンも職業病のひとつですが、日本では国や企業の管理

表３　職場のストレス要因および職業性ストレスと関連の深い健康障害

主な職場のストレス要因
仕事の要求度（量的負荷など）
長時間労働
仕事のコントロール（自由度や裁量権）
職場の人間関係（上司、同僚の支援）
仕事の不安定さ
仕事上の出来事
物理化学的要因
人間工学的要因

重症度が高く、職業性ストレスとの関連が比較的強いと考えられるもの
虚血性心疾患
脳血管疾患
自殺
仕事上の事故災害
交通事故

頻度が高く、仕事および生活の質への影響が大きく、職業性ストレスと関連があるもの
高血圧
不整脈
肥満
高脂血症
糖尿病（耐糖能異常）
脂肪肝
胃・十二指腸潰瘍
アルコール関連障害
腰痛、頚肩腕痛
うつ病

出所：労働省平成11年度「作業関連疾患の予防に関する研究」労働の場におけるストレス及びその健康影響に関する研究報告書

があまりにもずさんだったため、労働者だけではなく家族や近隣住民から製品の使用者まで多くの国民に被害が広がり、公害になってしまいました。

これらの職業病は日本ではまだ克服されたとはいえませんが、欧米ではかなり少なくなってきました。一方、腰痛や手腕の痛みによる労働者の休業が増え、心臓病や慢性呼吸器疾患など従来は職業病とされていなかった病気と仕事の関連が問題になりました。

1982年に世界保健機関の専門委員会が、従来の職業病より職業と病気の関連を広くとらえた作業（職業）関連疾患という考え方を提唱しました。作業（職業）関連疾患として、心臓病や脳血管疾患、肺気腫や気管支喘息、腰痛や頸肩腕痛などの筋骨格系障害などがあげられています（表3）。

②過重労働による健康障害と生活障害

厚生労働省の助成で開設された「過重労働対策ナビ」のホームページには、世界中から集められた過重労働による健康障害に関する証拠が紹介されています（表4）。これらを読みますと、長時間労働・交替勤務や職業ストレスが世界中で健康を害し、脳血管疾患、心血管疾患、精神的不健康などをもたらし、大きな問題になっていることが分かります。

表4　過重労働による健康障害の証拠

【総論】

・長時間労働と健康
・長時間労働と健康（カナダ統計局）
・時間外労働と長時間勤務シフト（米国ＮＩＯＳＨ）

【交替勤務との関連】

・交替勤務時間：８時間と12時間交替体制を比較したレビュー
・交替勤務、健康、労働時間規制と健康評価
・交替勤務、危険因子と心血管疾患
・持続した労働、疲労、睡眠減少および作業成績

【脳・心臓疾患との関連】

・労働時間と心血管系疾患についての体系的レビュー
・労働時間と脳血管障害との関連についての体系的文献レビュー
・精神社会的な心血管系リスク―女性では２倍の負荷
・職業性ストレスと心血管疾患

【精神的負荷との関連】

・労働時間と精神的負担との関連についての体系的文献レビュー
・仕事による精神的不健康と疾病休業を減らすために
・若手医師におけるメンタルヘルス不調

出所：過重労働対策ナビのホームページ（http:/www.oshdb.jp）より

心臓カテーテル検査による虚血性心疾患と労働条件の関連を調べた全日本民医連の多施設研究では、働き盛りの心筋梗塞や狭心症は肥満度や血液検査結果とは関連がなく、喫煙の他には労働時間、仕事に追われる、接待の頻度という労働要因と関連がありました。

過労死や精神障害などの労災請求件数も年々増加しており、30～40歳代が中心です。

③職業関連性筋骨格系障害の多発

コンピューターの急速な普及とアメリカ型グローバリズムやトヨタシステムなど効率優先の働き方（働かせ方）の浸透により、世界中で多くの労働者が腰痛・頸肩腕障害・手根幹症候群などで苦しんでいます。２０００年のＥＵ労働安全衛生週間のテーマは「作業関連性筋骨格系障害を追放しよう」でした。

企業や社会のコストも巨額に及んでいます。米国では、筋骨格系障害による労災補償費用は毎年１３０億ドル（約1・6兆円）を超えました。お隣韓国でも筋骨格系障害の業務上認定件数は、２００２年には１８２７件で業務上認定総数の34％を占め、２年間で１・８倍に増加しています。

厚生労働省の調査で、日本の労働者の52％が頸肩腕のこり、44％が目の疲れ、40％が腰痛を経験しており、この3つが常に労働者の自覚症状の上位をしめています。また、業務上認定件数の約6割（年間5000件弱）が職業性腰痛です。特に、医療や介護に従事する労働者は深刻で、うつ病や適応障害などのメンタル不調と腰痛など筋骨格系障害による休業が大きな問題になっています。

心理社会的ストレスの把握と対策

現代社会では各種のストレスのうち、心理的要因や社会的要因によるストレスが最も重大ですが、それらのストレスの大きさを測るにはどうすればよいのでしょうか。心理社会的ストレスの構造をわかりやすくモデル化し、ストレスの大きさ（ストレス点数）を測定できるように、さまざまな質問紙が提案されています。これらの質問紙を用いた調査で、実際にストレス点数が高い人ほど心身の病気が多いことが確認されています。

図13　米国労働安全保健研究所（NIOSH）が作成した
ストレスによる病気発症のモデル

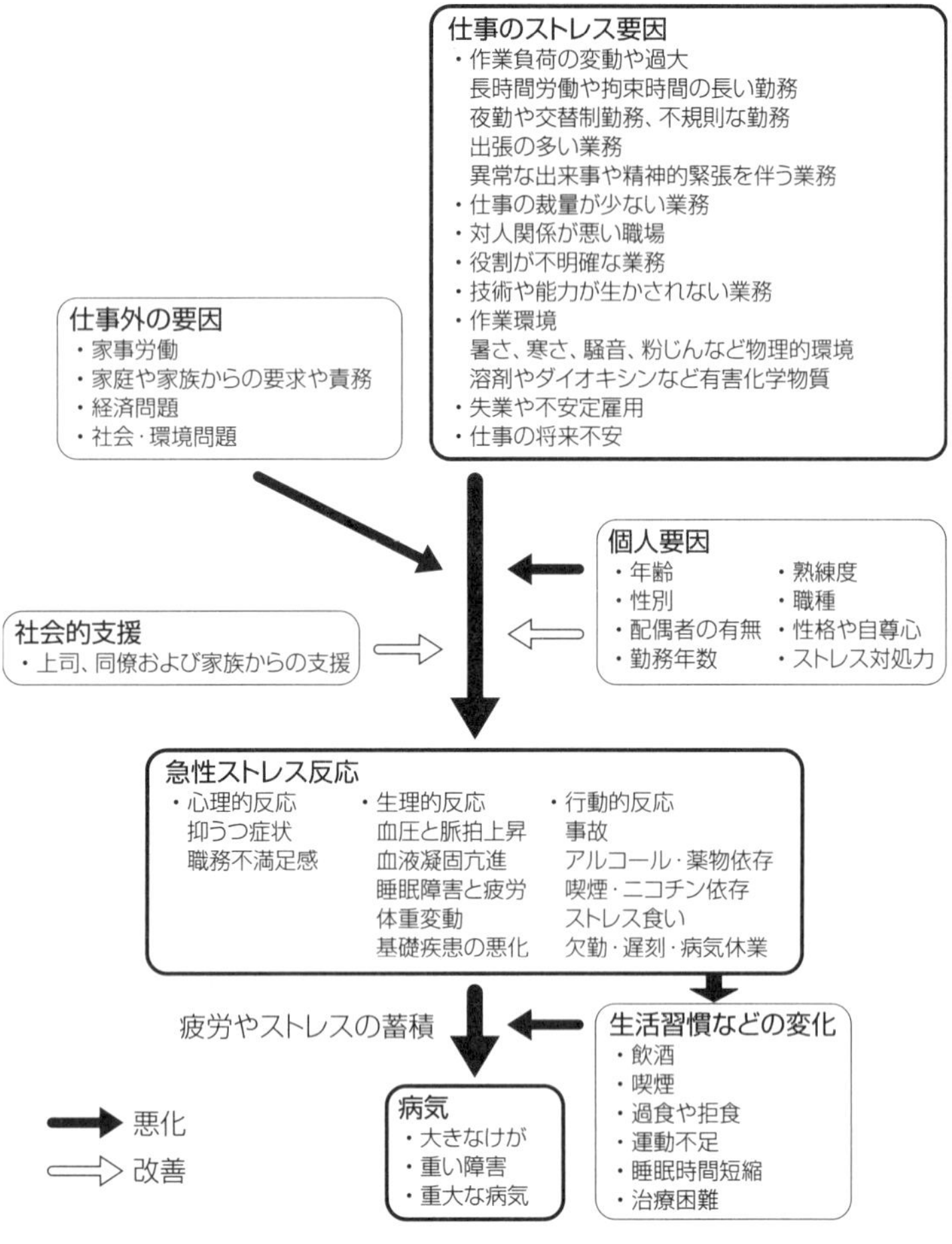

出所：厚生労働省「脳・心臓疾患の認定基準に関する専門検討会報告書」（2001年）の図5-2を著者が改変

①米国労働安全保健研究所のストレスモデル

仕事ストレスと他の要因がどのように関係し合って病気や死亡につながるかを示したのが米国労働安全保健研究所（ＮＩＯＳＨ）のストレスモデル（図13）です。仕事のストレスが多いか強いと急性ストレス反応（朝青龍の事件で有名になりました）を起こしますが、それには個人の要因、仕事以外の要因やストレスの影響を和らげてくれる緩衝要因が影響します。

②要求度・裁量度・支援度モデル

仕事ストレスをもう少し詳しく把握するために、以下の２つのモデルがよく使われています。

ひとつめは、仕事のストレスを仕事の要求度・仕事の裁量度・職場の支援度の３要素に分けて把握し、さらに要求度は仕事量の面と質の面に分けて把握する方法です（図14）。このモデルで測定した仕事のストレス度が循環器疾患の発生や死亡と関係することが多くの研究で確認されています。厚生労働省の研究班がこのモデルをもとに職業性簡易ストレス評価表*を作成し、職場のストレス管理に活用するよう公開しています。

図14　仕事ストレスを説明する「要求度・裁量度・支援度モデル」

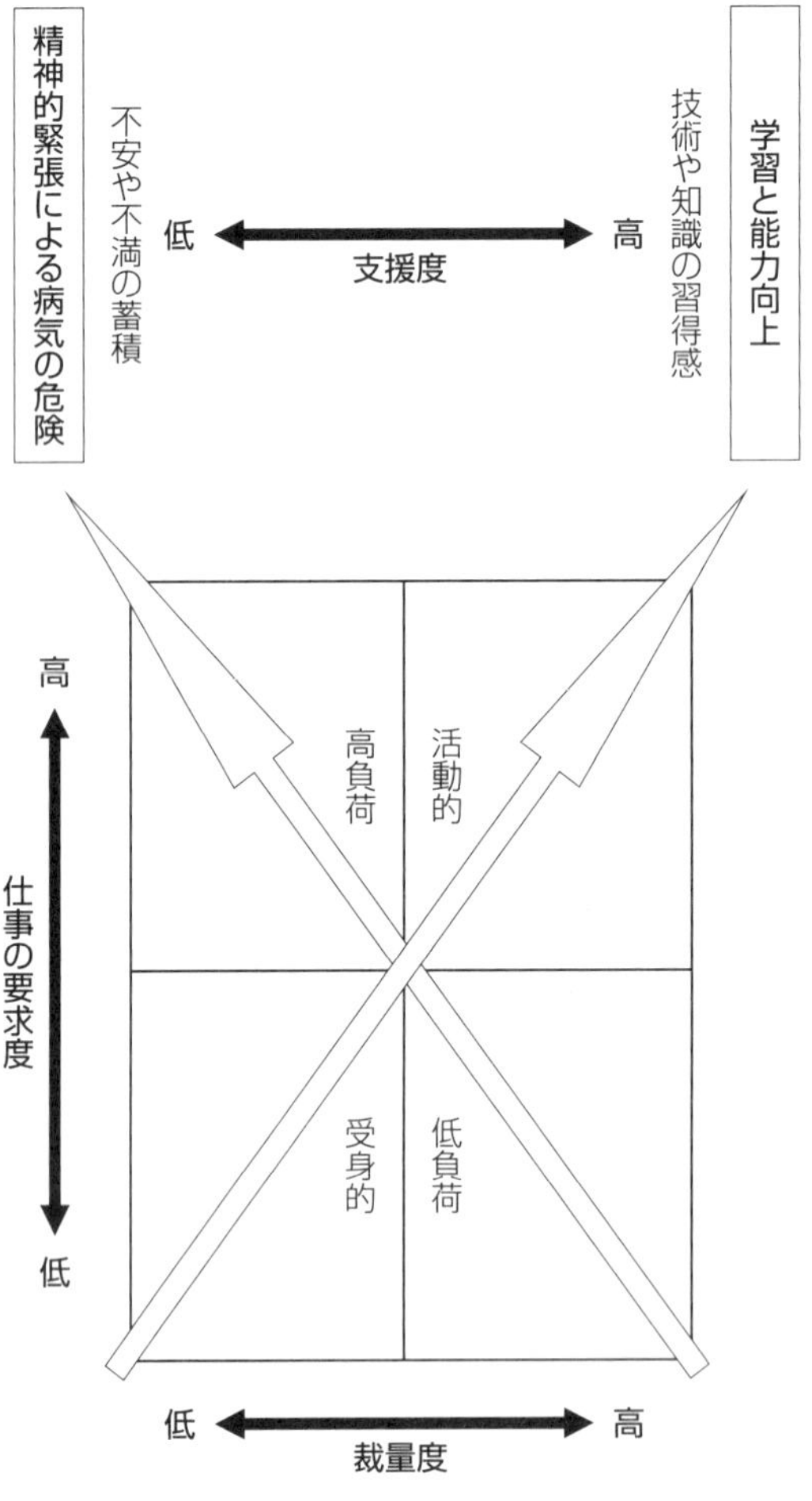

出所：Karasek & Theorell (1990)　のモデルを著者が日本語訳し、加筆

職業性簡易ストレス評価表　以下のストレス判定図のホームページをご参照ください。
http://www.tokyo-med.ac.jp/ph/ts/sutoresutyousahyou.htm
http://www.tokyo-med.ac.jp/ph/ts/manual1.pdf
または、中央労働災害防止協会のホームページ
http://www.jisha.or.jp/web_ch/index.html

③努力—報酬不均衡モデル*

ふたつめは、仕事に費やした努力とそれによって得られた報酬とのバランスで、ストレスを評価しようとするものです（図15）。努力にみあう報酬が得られないと、心理的苦痛状態を引き起こし、交感神経が緊張します。

このモデルでは、仕事から得られる報酬を、経済的報酬（金銭）、心理的報酬（尊重）、キャリア形成（仕事の安定や昇進）の3つの面でとらえますが、なかでも、仕事の不安定さ、降格や昇進の見込みのなさなどキャリア形成に関する評価を最も重視しています。

努力に関しては客観的な仕事の要求度や負担の大きさだけではなく、主観的に仕事に過度にのめり込んでしまう「オーバーコミットメント」という個人側の要因も重要です。「自分でなけ

図15　仕事ストレスを説明する「努力―報酬不均衡モデル」

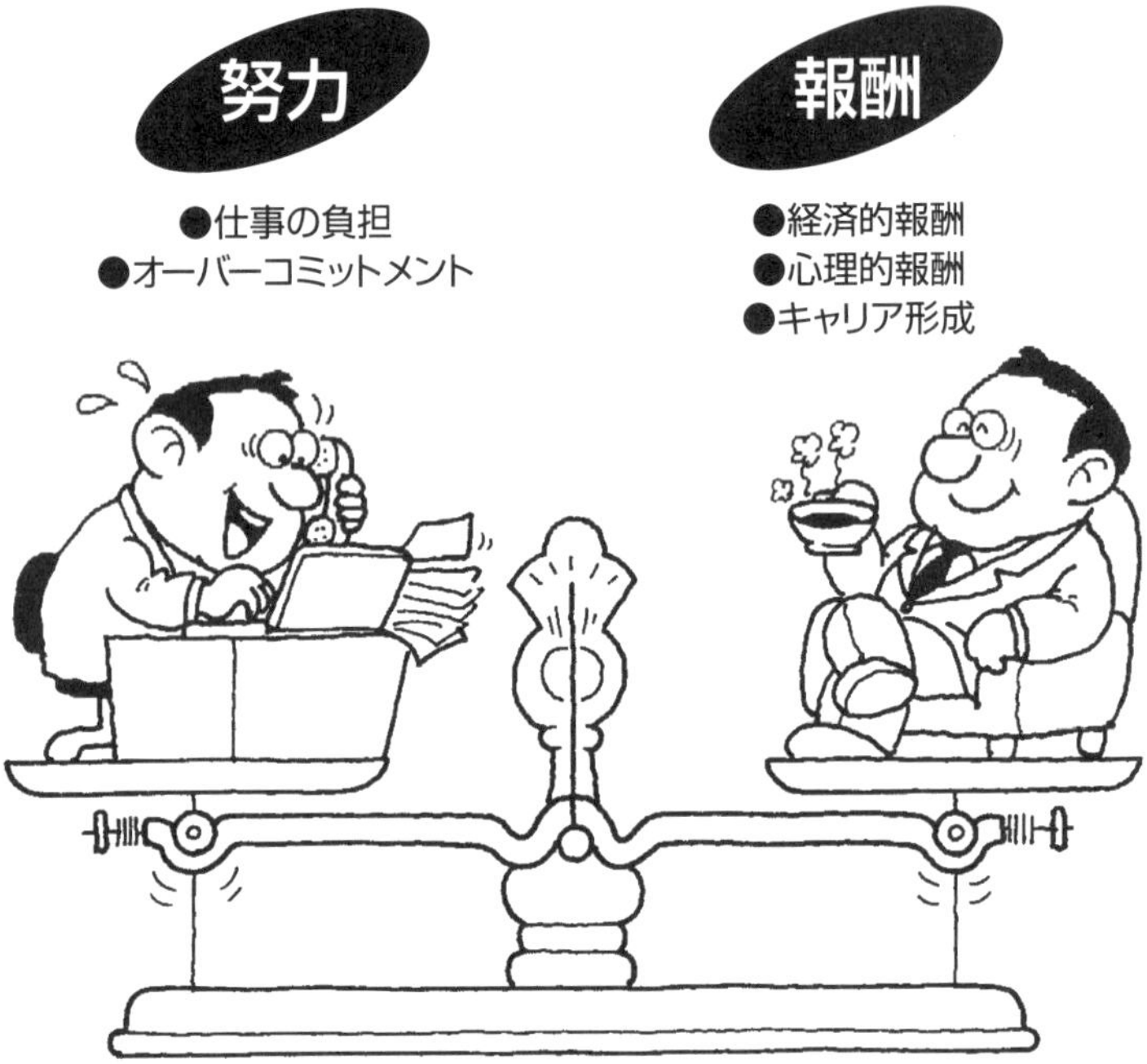
努力
●仕事の負担
●オーバーコミットメント
報酬
●経済的報酬
●心理的報酬
●キャリア形成

ればこの仕事はできない」とか、「与えられた権限や条件以上に、責任を果たさねばならない」と思いこんでしまうと、負担だけをどんどん大きくしてしまいます。

これは職業人について開発されたモデルですが、家事・子育て・地域活動など多くの活動についても活用できそうです。

努力—報酬不均衡モデル

「日本語版　努力—報酬不均衡モデル調査票」は、以下のホームページをご参照ください。
http://mental.m.u-tokyo.ac.jp/jstress/ERI/chosahyo.htm
問い合わせ・資料請求先は、堤明純・産業医科大学産業医実務研修センター

④健康生成モデル

「健康育成モデル」は病気の危険要因を考えるモデルと異なり、健康を安寧《あんねい》から破たんまでの連続体と考えて、健康を現在より安寧の側へ動かす要因（健康要因）を考えるモデルです（図16）。ナチスの収容所からの生還者など、生存の危機を乗り切った人びとの研究から生まれました。

健康要因はストレスによって生じる緊張を処理する力です。緊張を処理するために、モノ・カネ・ヒト・自我・知識・知恵・文化的安定・社会的支援などの資源を活用する力です。この力は所属する社会から大きな影響を受けています。

緊張を処理する力は、成長期や現在の社会的役割のなかで経験したさまざまな人生経験によってつくられた人生感覚の一貫性と関連しています。人生感覚の一貫性は自分にかかわる世間の出来事には意味があるという有意味感、その出来事には秩序があり理解可能であるという把握可能感、自分の力やさまざまな資源を利用してその出来事に対応できるという処理可能感か

図16　ストレスや緊張を処理する力に注目した「健康生成モデル」

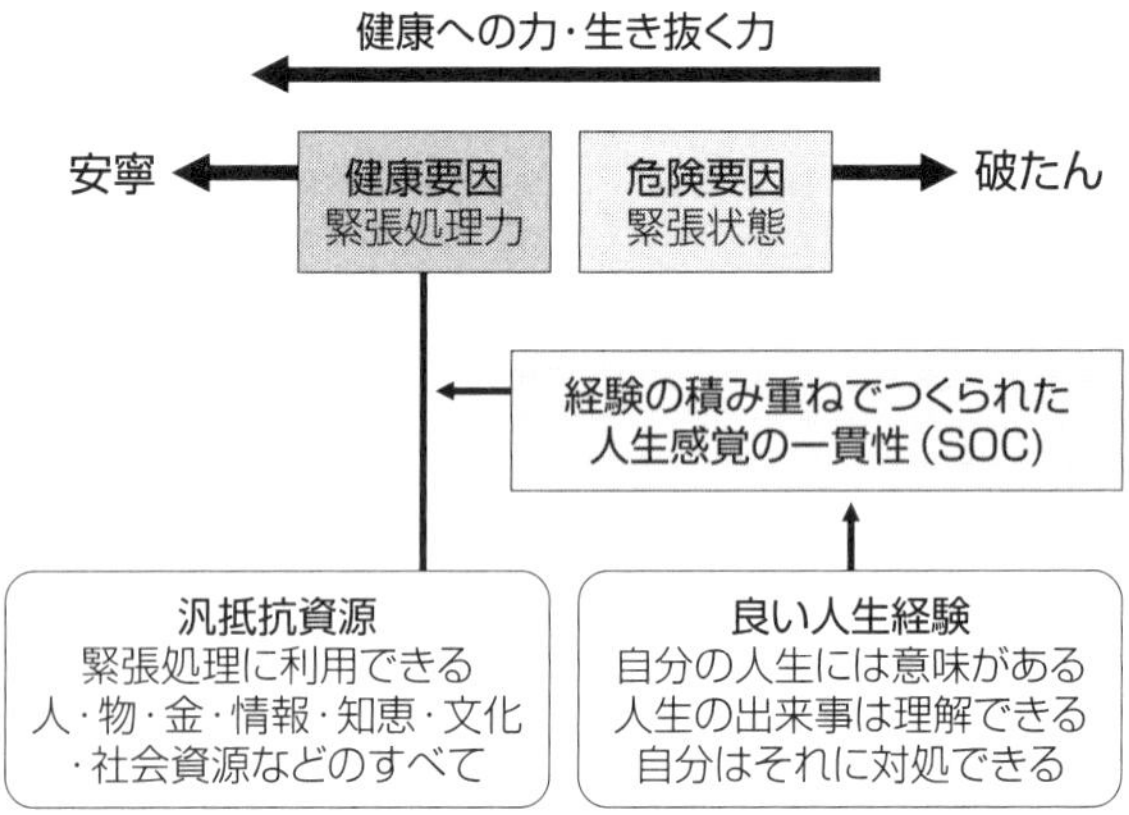

ら成り立っています。

⑤心理社会的ストレスへの対策

上記の４つのモデルを総合して心理社会的ストレスへの対応を考えると、以下の４点が重要と思われます。

1．外からのストレスを量と質の両面で軽減するとともに、自分でコントロールできる範囲を拡大すること。ストレスが軽減できない場合は、責任を負う範囲を自分でコントロールできる範囲に限定すること。

2．ひとつのことに傾注しすぎず、多面的な報酬（特に心理的報酬）やキャリア形成が得られるように活動の幅や種類を広げること。

3．職場や家庭・地域に相談相手や支援者をつくり、社会資源をうまく利用して、ストレスによる緊張を処理する力をつけること。
4．小さなストレスをうまく乗り切る、成功体験を積み重ねること。

8章

働き盛りの過労・ストレスなどが健康破壊の元

寿命のブレーキは働き盛りの自殺

1975年から2000年までの25年間に女性の平均寿命は7・4歳延びましたが、男性は5・9歳の延びでした。寿命延長に最も貢献したのは脳血管疾患の減少で、女性が2・6歳、男性が2・3歳の延び、次いで心疾患の減少で、それぞれ0・7歳、1・1歳の延びでした。

一方、男性で平均寿命にブレーキをかけた最大の原因は自殺の増加で、自殺増によって平均寿命が0・2歳短縮しました。

表５　全国と沖縄の死因別寿命の伸び（1975～2000年）

		男		女	
		全体	35－64歳	全体	35－64歳
全国	全死因	5.94	1.62	7.40	1.48
	感染症	0.23	0.09	0.15	0.05
	悪性新生物	0.01	**0.20**	0.45	**0.29**
	心疾患	0.74	**0.16**	1.09	**0.22**
	脳血管疾患	2.31	**0.62**	2.59	**0.43**
	自殺	－0.16	**－0.17**	0.11	0.02
沖縄	全死因	6.02	1.27	6.71	1.48
	感染症	0.31	0.09	0.11	0.05
	悪性新生物	0.03	**0.26**	0.07	**0.22**
	心疾患	0.30	**0.02**	0.64	**0.16**
	脳血管疾患	1.81	**0.56**	1.84	**0.51**
	自殺	－0.32	**－0.29**	0	－0.04

（－は寿命の短縮を示す）

出所：渡辺智之「第48回日本社会医学会教育講演資料」（社会医学研究特別号2007）より抜粋

脳血管疾患や心疾患死亡が75歳以上の高齢者で大きく減少しているのに対して、男性の自殺の増加は35～64歳の働き盛りに集中しています（表5）。

①「沖縄26ショック」も40歳代の自殺増加が原因

１９８５年まで男女とも長寿日本一であった沖縄県が２０００年に男性の寿命が26位に後退し、関係者に大きなショックを与えました。日本人寿命の今後を象徴する事件として、「沖縄の26ショック」と呼ばれています。沖縄の女性は２００５年も長寿日本一で、男性も65歳以上の寿命は依然トップクラスです。男性の働き盛りに集中した寿命の短縮で

図17　沖縄県40歳代男性の死因別死亡数の推移

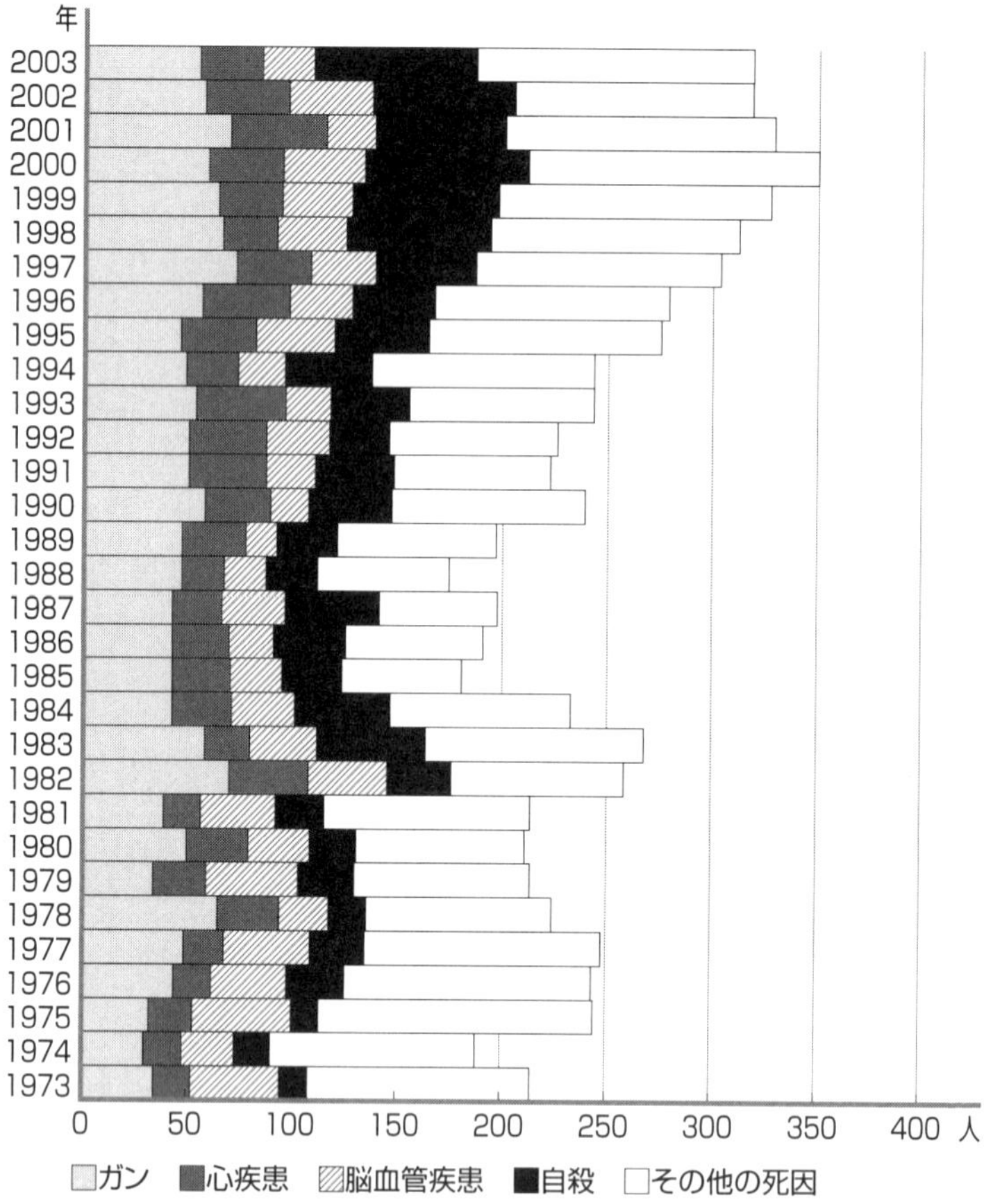

心疾患は1990年までは増えたがそれ以降はあまり増えていない。
心疾患と脳卒中を合わせると、ほとんど変化はない。
自殺は1990年以降、急激に増加している。

出所：沖縄県のホームページより

あるという点は全国と同様です。沖縄県の資料によれば、50歳代以上の死亡率は１９７３年から30年間を通じて全国平均以下ですが、40歳代以下の死亡率が全国平均を上まわり、特に近年悪化しています。沖縄の40歳代男性で死亡率が最も増加しているのは自殺です。これが男性寿命悪化の原因でした。

沖縄26ショックについて、米軍の駐留により欧米化した食生活の影響で心疾患が増加したという論調がありますが、図17を見ると、男性の死亡率悪化の主因ではないことが分かります。１９７０年代と比べると心疾患は確かに増加していますが、死亡率が悪化した１９９０年以降は増えておらず、脳卒中と合わせた心臓血管疾患死亡数は１９７０年代からほとんど変化していません。

世界保健機関などがまとめた健康の決定要因

人々が病気にならず健康を保てるかどうかを決める原因や条件のことを健康の決定要因といいます。健康の決定要因には危険要因と健康要因が含まれます。カナダ公衆衛生機関が世界中から情報をあつめて、主要な健康の決定要因を12個紹介しています（表6）。これらの多くが社

表６　主要な健康の決定要因（カナダ公衆衛生機関）

1. 所得と社会階層
2. 社会的支援のネットワーク（家族・友人など）
3. 教育レベルと読み書き能力
4. 雇用と労働条件
5. 社会環境・社会制度
6. 物理的環境（空気・水・土壌）
7. 生活習慣とコーピング能力
8. 小児期の健康的成長
9. 生物的・遺伝的素質
10. 医療・保健サービス
11. 性
12. 所属する集団の文化

（出所）Public Health Agency of Canadaのホームページ（http://www.phac-aspc.gc.ca/ph-sp/phdd/determinants/index.html#determinants）のKey Determinants of Healthを筆者が日本語訳

会的な要因です。

世界保健機関ヨーロッパ事務局が健康の決定要因のうち社会的な要因について詳しく解明し、啓蒙用の小冊子「THE SOLID FACT」を作成しています。「THE SOLID FACT」の日本語訳は健康都市推進会議から「健康の社会的決定要因」として発行されています。本文は日本語に訳されていますが、図は英語ですので、一部の図（図18～20）を解説をつけて紹介します。世界保健機関が各国に改善を求めている健康の決定要因は表7の10個です。これらは健康面から見た社会のゆがみともいえます。

これらをみると、日本で大きな社会問題になっている社会格差の拡大、増加するワ

表７　世界保健機関ヨーロッパ事務局が改善を求めている健康の社会的決定要因

1．**社会格差**　社会の下層は上層に比べ、物理的心理的要因の影響により病気や死亡が多い
2．**ストレス**　長く続く心配・自信喪失・孤立・コントロール欠如などは精神と身体を害する
3．**幼少期**　胎児期や乳幼児期の発達や教育の健康への影響は生涯続く
4．**社会的排除**　貧困や差別は生活環境やサービスの悪化とストレスにより健康を害する
5．**労働**　職場環境や職場ストレス、特にコントロール度の低下は病気を増加させる
6．**失業**　失業や不安定な仕事は他の要因を考慮しても精神衛生の悪化や早死に関連する
7．**社会的支援**　社会的支援システムと良好な人間関係は健康保持に大きく貢献する
8．**薬物依存**　アルコール・薬物依存や喫煙は社会的・経済的に不利な状況と関連している
9．**食品**　社会的・経済的状況により食事の質が左右され、健康の不平等が生じる
10．**交通**　公共輸送システムの整備は運動量を増やし、事故や大気汚染を減らし、結びつきを強める

（出所）『健康の社会的決定要因 確かな事実の探求 第二版』健康都市会議（2004年）http://www.prof-tt-publichealth.com/pdf/solidfacts.pdf の社会的決定要因10項目を著者が解説した

図18　仕事上のコントロール度（自己申告）と冠動脈疾患発症の関係

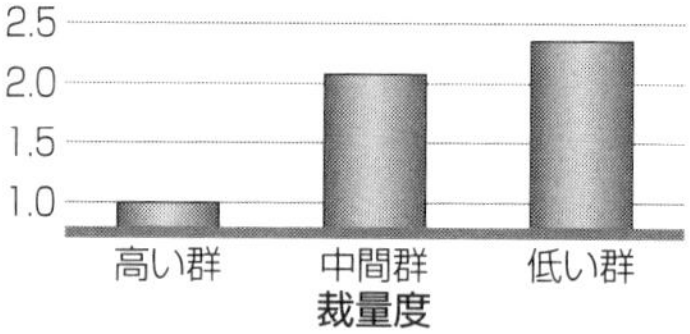

横軸は仕事上の裁量の自由と決定権（コントロール度）で左が高く、真ん中が中間、右が低い。高い群を1とすると、中間群や低い群は腰痛、病気による欠勤、心血管系疾患が2倍以上に増えることをしめしている。

図19　就労の安定度と健康の関係

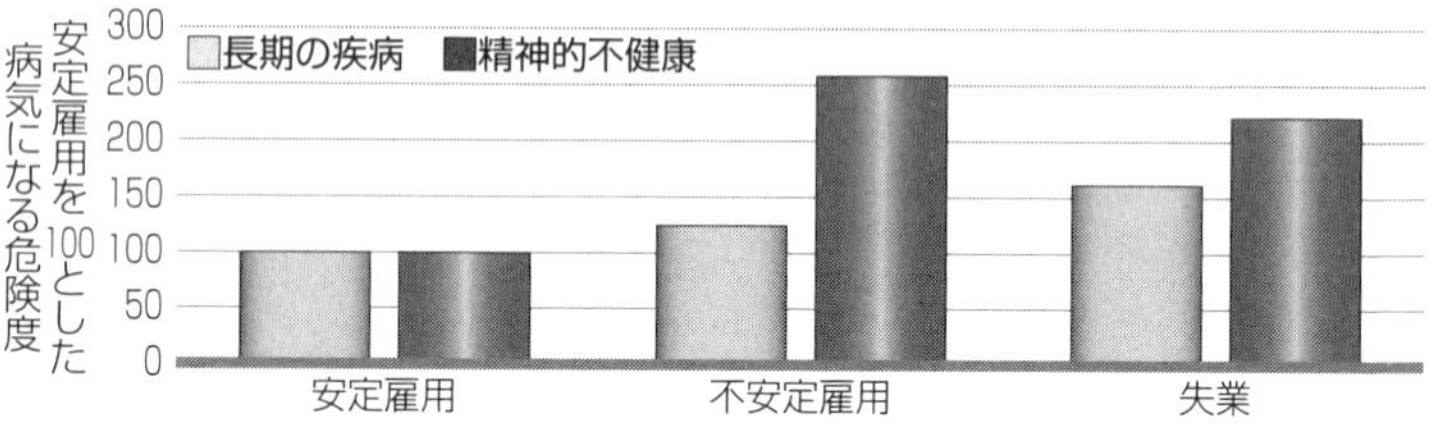

横軸は仕事の不安定さで、左が安定雇用者、真ん中が不安定雇用者、右が失業者。安定雇用者を100として左の棒グラフが長期疾病、右の棒グラフが精神衛生の悪化を示している。仕事が不安定であることが、精神衛生の悪化（特に不安感・ゆううつ感）、主観的な不健康感や心臓疾患それ自体とその危険性の増大と関係することが明らかになっている。

図20　社会経済的困窮とアルコール・ニコチン・薬物依存の危険性

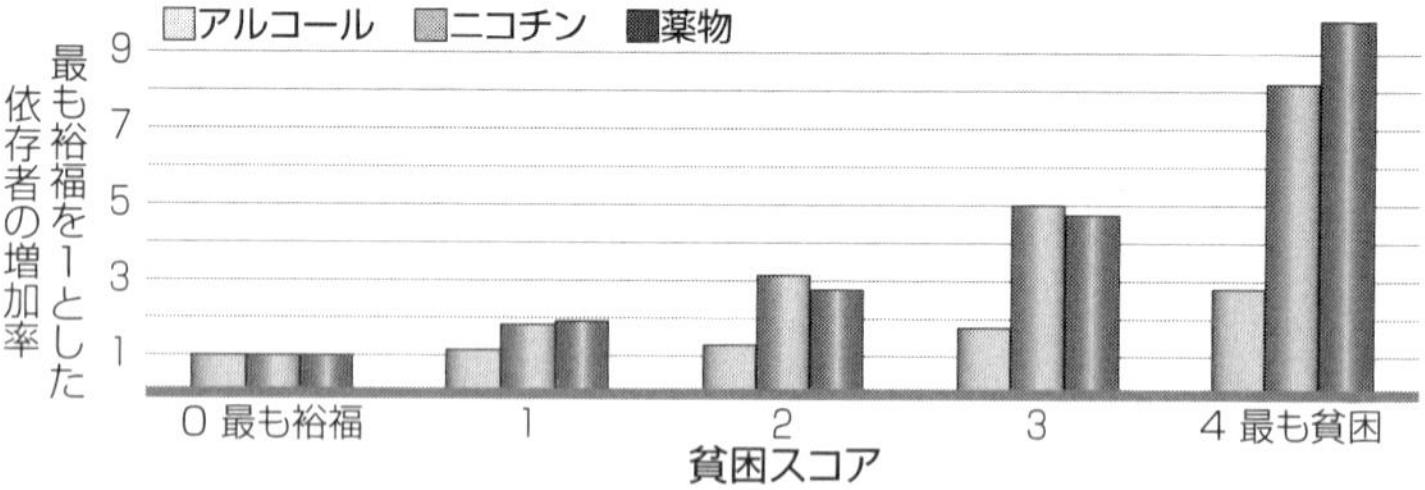

横軸は社会的・経済的な状況で、0が最も有利な状況、4が最も不利な状況を示す。最も有利な状況を1として、左の棒グラフがアルコール依存症、真ん中の棒グラフがニコチン依存症、右の棒グラフが薬物依存症の比率を示している。アルコール依存症、不法薬物の使用や喫煙は全て社会的・経済的に不利な状況と密接に関わっている。

出所：図18～20は『健康の社会的決定要因 確かな事実の探求 第二版』健康都市推進会議2004年発行 http://www.prof-tt-publichealth.com/pdf/solidfacts.pdf より引用し、著者が日本語訳。イギリス1993年

ーキングプアや無保険者、生活保護切り捨てなどの問題が国民の健康をおびやかす主要な問題でもあることが分かります。

日本における健康の社会的決定要因の特徴

上記の健康の社会的決定要因には、日本的な特徴もあります。ヨーロッパの国々に比べて、日本では近年、社会のゆがみが急速に強まり、従来からの性差、地域差、企業規模による差などがいっそう顕著になったことです。

①社会のゆがみが働き盛り世代を直撃

２００７年の国民生活に関する世論調査（内閣府）の結果は、「悩みや不安を感じている」割合が70％で、１９８１年の調査開始以降最高でしたが、この割合が最も高いのが男女とも50歳代でした。

厚生労働省の「平成12年保健福祉動向調査で、「この１か月間に日常生活でストレスが大いにある＋多少ある」は54・6％でした。ストレスの内容は、男性は「仕事上のこと」が41・3％で最も多く、女性は「自分の健康・病気・介護」と「収入・家計」がともに25％を超えています。

バブル崩壊により低下した日本の労働生産性（一定の労働によって生み出される富の量）は２００５年以降向上し、企業の利益も増え続けています。しかし、労働分配率（富を労働者に配分する割合）が低下し続けています。その結果、労働者の賃金は正規労働者の所定内定期給与も非正規労働者の時給も多くの職種で低下しています。

悩みや不安が50歳代に多く、仕事や収入の不安がその主な原因であること、健康の社会的要因の大半が仕事に関連していることを考えると、働き盛り世代が社会のゆがみの影響を集中的に受けたであろうことは容易に推測できます。

②女性では社会的格差による健康影響の逆転も

一般に学歴と健康は大きな関連があり、高学歴者は低学歴者より病気が少なく健康です。しかし、日本人の女性では逆の現象も出ています。男性では学歴が高くなるほど胃ガンの死亡率が低下していますが、女性は高学歴の女性の死亡率が最も高いという結果（図21）があります。

図21　教育歴と胃ガン死亡の関連
（年齢、食生活、生活習慣を調整　2002年）

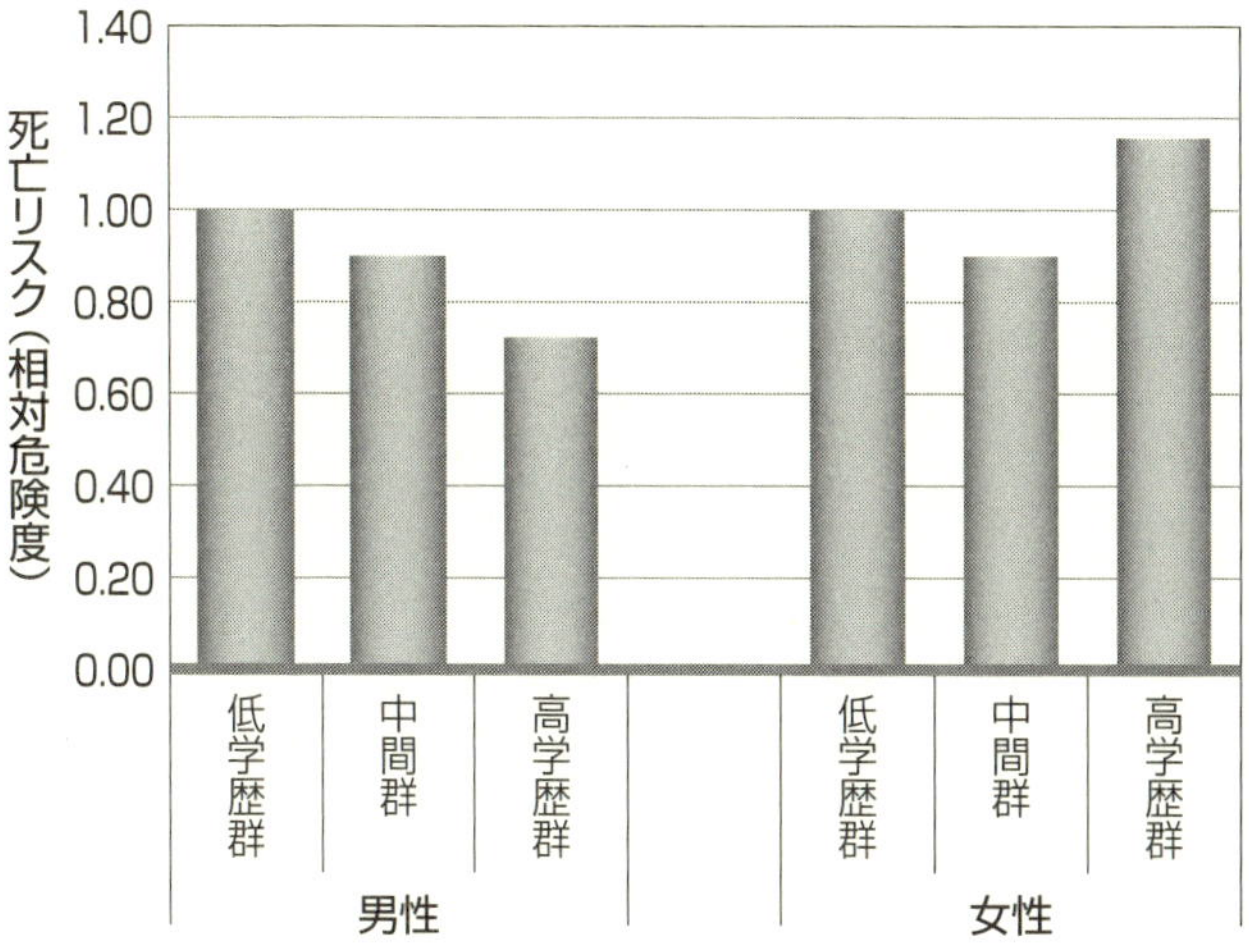

出所：JACC研究（名古屋大学のホームページより）
http://www.med.nagoya-u.ac.jp/yobo/jacc/reports/fujino_igan/index.html

学歴が高い女性のほうが仕事で男性並みの過重労働や仕事ストレスにさらされ、食生活も不健康になることによる影響がありそうです。

③高齢者にも広がりつつある格差の影響

高齢者の健康にも社会格差の影響があらわれています。愛知老年学的評価研究プロジェクトという大規模調査で、高齢者の所得が低く教育年数が短いほど自覚的健康観が悪く、抑うつ症状や閉じこもりの傾向が強く、残っている歯の本数が少ないことがわかりました。所得が年間100万円以下の高齢者は400万円以上の高齢者より、うつ症状が男性で約7倍、女性で約4倍でした。また、低所得群の男性は2年間で1・9倍、女性は1・7倍要介護状態になりやすいこともわかりました。一戸建て住宅の既婚者は、集合住宅の一人暮らしより骨折が6割も少ないこともわかりました。

全日本民医連がおこなった高齢者の生活調査でも、所得が低い人ほど自覚的健康観や外出頻度が低い傾向がみられました。生活格差が高齢者の健康に影響していることは明らかです。

④地域による健康格差

さまざまな原因で地域の健康格差が生まれますが、大都市圏では下町と山の手の健康格差が顕著です。

1970年代に山崎喜比古(東京大学)らがおこなった調査では、神奈川県川崎市川崎区の中年男性の死亡率は多摩区の2倍以上でした。死亡率の差は死別・離婚率、生活保護率、国保世帯率、凶悪犯罪や少年犯罪数、事業所数、失業率などの社会的条件と密接に関連していました。

同様の格差は関西圏でも認められています。2000年の大阪市生命表によると、男で平均寿命が長いのは天王寺区、阿倍野区、都島区であり、逆に短いのは西成区や港区で、その差は

8歳にもおよびます。

⑤小規模零細企業の問題

日本では小企業や自営業で働く人びとにケガや病気が多いことが分かっています。厚生労働省の調べでは、４日以上の休業労災の80％、有機溶剤中毒では全例が99人以下の小企業で発生しています。

小企業では定期健康診断で異常を指摘される割合が51％で、大企業の39％より10％あまり多く（労働者健康状況調査１９９７年）、有害作業に従事している割合も２倍以上です。

近年の自殺増加率も自営業者が最も顕著で、全体より10％も増えています。

民医連の病院に通院している糖尿病患者さんの調査で、年齢と治療法を調整した男性の死亡率が自営業者はサラリーマンの２・５倍でした。自営業者の方の健康悪化を反映していると考えています。

⑥大企業や高学歴者で目立つ長時間労働や競争ストレス

厚生労働省の「賃金事情調査」および「労働時間、休日・休暇調査」によれば、大企業の3分の1が月に100時間を超える残業をさせており、従業員の5％が月120時間以上の長時間残業をしている企業もあります。

大企業の労働者で長時間残業をしている人に動脈硬化が多いという報告も相次いでいます。ある電機会社の男性労働者を8年間追跡したところ、50時間以上残業している群は、25時間以下の群より糖尿病の発症率が3倍も高いことがわかりました。

また、高学歴である医師も決して健康とはいえません。日本医労連の調査によれば勤務医の31％が月80時間以上残業していますが、残業時間の長い医師は短い医師よりうつ状態が1・8倍多いという調査結果もあります。ストレスや夜勤が多いと思われる外科・産婦人科の寿命が短く、仕事の裁量度が高いと思われる基礎医学者の寿命が長い傾向も指摘されています。

日本では大企業や高学歴者も大きなストレスや不健康な生活を強いられており、決して健康とはいえません。大企業ではメンタルヘルス問題が企業の存亡にかかわる大問題であると、経団連の幹部も述べています。

⑦派遣労働者など不安定雇用の拡大

１９９５年に経団連が「新時代の日本的経営」を提言して以降、急激に非正規労働者の割合が増加しています。労働力調査によると、非正規労働者の割合は20歳から24歳が最も高く32％です。１９９０年から２００５年の15年間に男性が８％から17％に、女性が36％から51％に増加しています。

ＥＵの国々は時給の男女差や雇用形態による差がほとんどなく、長時間労働を減らして仕事を分け合うワークシェアリングが進んでいます。一方、日本では時給の男女差や正規と非正規との格差が拡大する中で、パートタイム労働者が拡大しており、問題です。労働者の使い捨てや人件費の切り下げは、一企業の労働生産性や競争力を短期的には向上させますが、日本社会全体の労働生産性や競争力を長期的に低下させ、社会全体を貧しくします。

定職についていても生活保護基準以下の収入しか得られない労働者をワーキングプアと呼び、１人世帯で年収２００万円あまりがその基準となります。リクルートワークス研究所の調査によれば、フリーターの年収は１００万円と２００万円に山のある分布で、平均年収は１４０万円でした。半分以上のフリーターが自分の収入だけでは生活できず、蓄えはもちろん、病気など臨時出費への対応はできません。

２００７年の調査で、ネットカフェで寝泊まりする住居喪失不安定就労者は約５４００人と推定され、短期派遣労働者などが約２７００人、失業者が約１３００人、無業者が約９００人で、正社員も約３００人いました。

この方たちは、住所がないと良い条件の職に就けず、失業しても失業保険をもらえないという悪循環の中にいます。ワーキングプアは健康の切れ目が生活の切れ目、仕事の切れ目が健康の切れ目という状況に置かれており、現代の「女工哀史」です。健康の前提として、雇用保障や毎日安心して十分な栄養と睡眠をとることができるセーフティネットの整備が急務です。

健康対策は社会をまるごと健康に

これまでみてきたように、社会的健康要因は雇用・労働条件や社会保障と密接に関連しています。

社会保障の面では、１９７９年に自由民主党が「日本型福祉社会」*を提唱し、それまでに築いてきた社会保障制度を切り崩したことが深刻な悪影響を与えています。雇用・労働条件ではバブル崩壊後に経団連が人件費コスト削減のために進めた労働力の使い捨て戦略が、正規労働者には長時間労働による過労と競争による緊張や孤立を、非正規労働者には生活不安と貧困を生んでいます。

日本型福祉社会　「健全な社会とは個人の自立・自助が基本で、それを家庭・地域社会が支え、最後に公的部門が最小限の支援をする社会」と、自由民主党が提唱し、それまで充実してきた公的部門の支援を次々に縮小しました。

その他、アスベスト（輸入量世界一）など有害物の過剰使用による公害や薬物（血液製剤、抗インフルエンザ薬タミフルの使用量世界一）の過剰使用による薬害、医療事故（医師一人あたりの患者数は世界一）の多発なども日本的な健康障害の特徴といえるでしょう。

厚生労働省は不健康な生活習慣がメタボをつくり、それが糖尿病や動脈硬化を引き起こして要介護状態や死亡に至るという流れの図をホームページなどで示しています。しかし、この図には不健康な生活習慣のさらなる上流に、不健康な社会があることが隠されています。

また、不健康な社会や不健康な生活習慣（正確には働き方・働かされ方も含む労働生活習慣）からは、メタボをつうじて虚血性心疾患で死亡するよりも、過労・緊張・孤立・不安・貧困などによる過重ストレスによって身体を守るしくみを乱し、病気や死亡に至るルートのほうがはるか

ストレス反応
個人の労働生活習慣
●飲酒、喫煙
●運動、睡眠など
個人の危険要因
●身体を守るしくみの乱れ
●やせや高度肥満
●高血圧や糖尿病など
公害・薬害・
医療事故
重大な障害や病気
●ガン、脳卒中、心臓病
●重い障害やけが

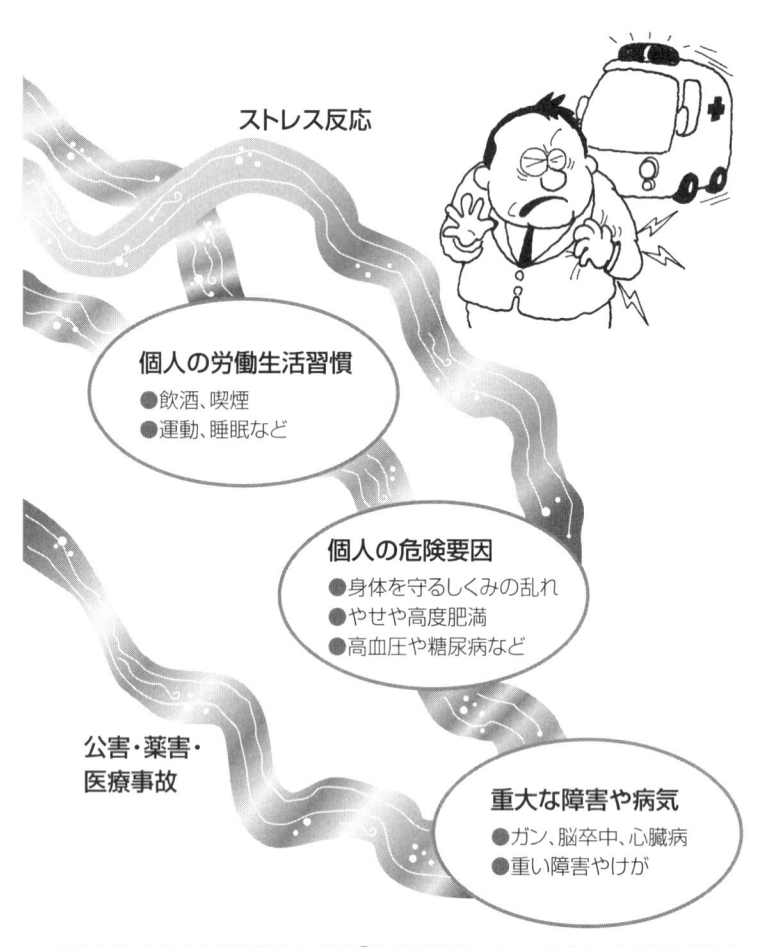

出所:厚生労働省生活習慣病対策室「生活習慣病のイメージ」(2007)を著者が改変

図22　社会と生活と健康の関連は「川の流れのように」

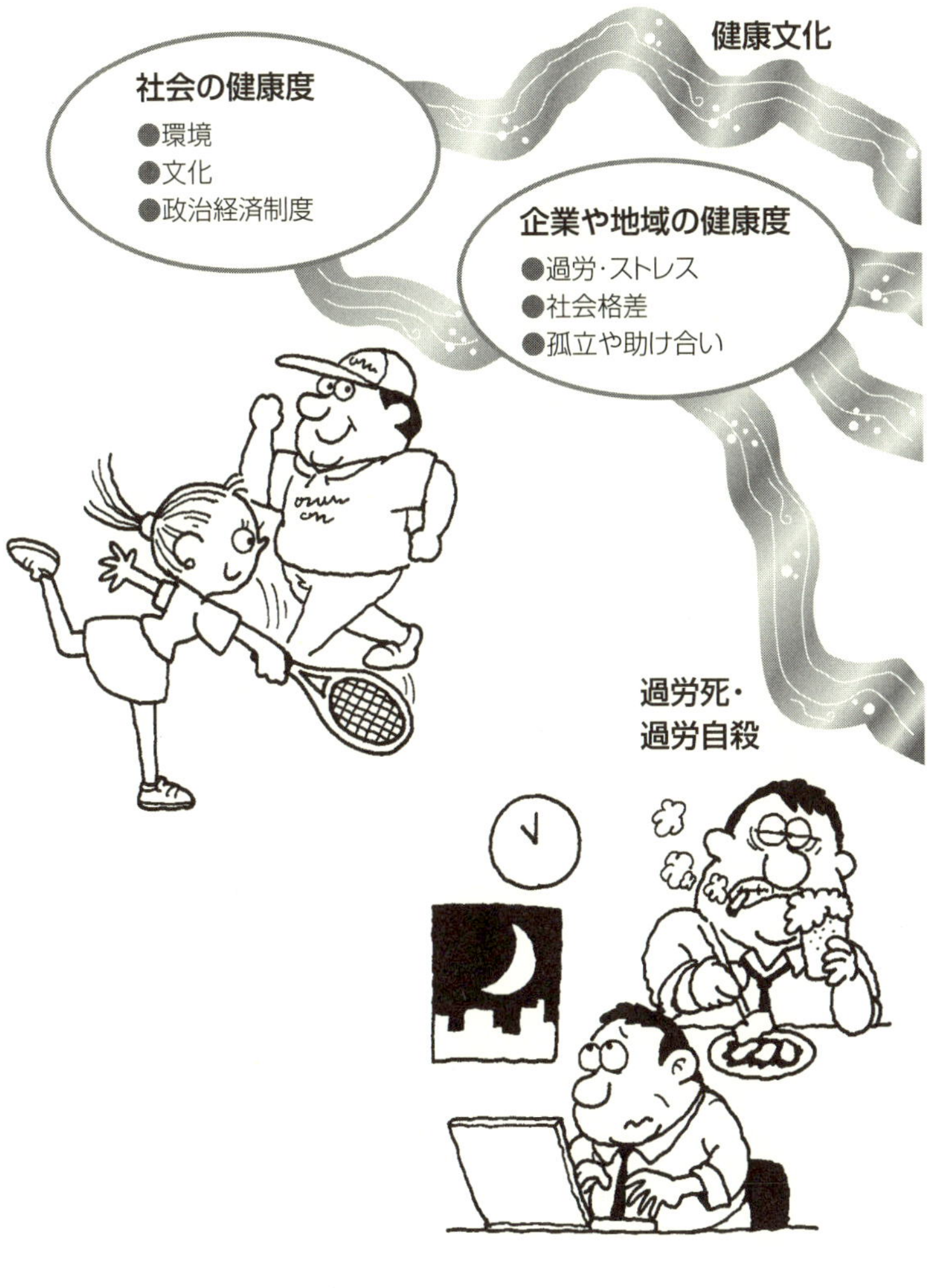
健康文化
社会の健康度
●環境
●文化
●政治経済制度
企業や地域の健康度
●過労・ストレス
●社会格差
●孤立や助け合い
過労死・
過労自殺

に多いことも書かれていません。

そこで私が生活習慣のさらに上流に社会の健康があり、社会の不健康が不健康な生活習慣をつくり出すとともに、身体を守るしくみを乱して病気や死亡につながることを書き加えた図22をつくりました。

社会と健康の関係を一言で言えば、「個人の健康は社会の健康を映す鏡であり、社会全体を健康にすることなしには多くの国民は健康になれない」ということです。最も有効な健康対策は社会をまるごと健康にすることです。

9章 メチャ・ド・リスク対策を

メチャ・ド・リスクのチェックリスト

1995年に日本産業衛生学会の「循環器疾患の作業関連要因検討委員会」が、「職場の循環器疾患とその対策」を発表しました。その際、私が「作業要因がかかわった事例（いわゆる過労死事例）」の分析を担当しました。

分析の結果、作業要因がかかわった循環器疾患事例の9割に長時間労働＋過重ストレスの組み合わせが認められ、6割はさらに夜勤も加わっていました。また、半数では高血圧など身体的な要因も認められました。労働と生活の要因がいくつも重なることが、重大な病気につながることを痛感しました。

その後、世界的に健康に対する社会的要因や仕事ストレスの重要性が認識されるようになりましたが、医学教育やマスコミでは、こうした視点はいまだにあまり重視されていません。

そこで、「メタボより危険なメチャド*」にならないためのチェックリストを、私なりに考えてみました。以下に掲載いたします。

このチェックリストは、働き盛り世代を対象としています。これが何点以下ならどんな病気になりやすいという研究はできていません。絶対的な点数を気にするより、現在の仕事や生活は健康か、少しでも健康の方向に向かうにはどうしたらよいか、を考える材料に使っていただきたいと思います。

メチャド　メチャ・ド・リスク症候群の略。この造語の由来は「はじめに」に書きました。

働き盛り世代に贈る「メチャ・ド・リスク」にならないためのチェックリスト

仕事と収入面

	世帯の収入が安定している
	病気など急な出費に対応する蓄えがある
	長期的にみて、仕事量がこなせる範囲である
	仕事の中身はやりがいがあり、自分の能力で対応できている
	自分のペースやり方で仕事ができている
	職場の上司や同僚に相談し、支援を受けることができる
	仕事に費やす労力に見合った評価を受け、キャリア形成ができている
	自分の権限と責任の範囲が大きくずれないように仕事をしている
	職場の環境は快適だと思う
	残業は月に45時間以内で、つらくはない
	深夜業務は週1回以下で、つらくはない
	出張や接待は週1回以下で、つらくはない
	通勤はつらくない

家庭・地域・社会面

	家族と話し合い、助け合って生活している
	家庭の環境や居心地は良いほうである
	すぐ近くに大きな道路や有害物を排出する工場などがない
	歩いていける範囲に、日常生活に必要なお店や窓口がある
	気軽にいける範囲に、自然や文化施設など癒しの場がある
	町内会や助け合い組織など、地域の行事に時々参加している
	職場以外の人とも時々会って話をしている
	個人的に困ったときに相談できる人がいる

生活面

	朝・昼・夕の3食をほぼ決まった時間に食べている
	夕食は大方午後9時前に食べている
	1日に少なくとも1食はゆったりした気分で楽しんで食べている
	野菜や魚をよく食べている
	塩分や調味料はとりすぎないよう気をつけている
	水分を頻回に飲んでいる

	脂肪や油を使った食べ物は控えている
	旬のものや安全なものを使うように気をつけている
	遅くても深夜12時頃には寝ている。
	睡眠時間は最低6時間はとっている
	仕事を含めて、1日30分は歩いたり身体を動かしたりしている
	家事や日曜大工・家庭菜園などで、週1回は1時間以上、身体を動かしている
	空腹時や寒いとき・暑いときの運動、急な運動、無理な運動はさけている
	よくかんで食べ、寝る前にていねいに歯を磨いている

依存面

	ストレスが続いたときに食べ過ぎてしまうことはほとんどない
	タバコを吸わないし、他人の煙を吸うこともほとんどない
	アルコールは飲まないか、飲んでも1～2合程度で、飲まない日もある
	ストレスを買い物などで解消することはない
	医師から勧められない限り、薬や注射には頼らない
	売薬やサプリメントを使うときは副作用に注意し、慎重に使用する
	荷物が重い時などを除き、歩いて15分以内の移動に車は使わない

身体面

	血圧・血糖はほぼ正常か、正常範囲に治療されている
	血液脂質には極端な異常がない
	高度の肥満ややせではない
	20歳以降の体重変動は±10 kg以内で、40歳以降には5 kg以上やせていない
	呼吸数や心拍数が早くない
	慢性の炎症がないか、適切に治療されている
	歯周病の管理など歯の衛生にも気をつけている
	毎年、ガン検診を含む健診を受けている
	健診の異常所見を放置せず、医師と対策を相談している

心理面

	自分らしく、生き生きと生きていると思う
	現在の健康状態は、「まあ良い方だ」と感じている
	自分にかかわる世間の出来事には、意味があると感じている
	その出来事には秩序があり、理解可能であると感じている
	自分の力やさまざまな資源を利用して、その出来事に対応できると感じている

ヘルスプロポーションよりヘルスプロモーション

①検査結果より労働・環境・生活・生き方を見直そう

健康診断で実施される検査は限られていますが、検査の結果だけにとらわれず、前出の「チェックリスト」を参考に総合的な健康について、広く見直す機会にしていただきたいと思います。仕事や環境、社会や生活全体が健康的かどうか、生き生きと暮らしているか、憲法で規定されている「健康で文化的なくらし」ができているか、国は「公衆衛生や社会福祉」に努めているか、会社は労働者の健康を守り増進させているか、などを見直してください。

健診の結果が異常なしでも、今の日本では多くの問題が指摘できるでしょう。検査の異常を指摘された方では、仕事や環境、社会の問題がなおさら多いと思います。働き生活していくうえで、さまざまな困難や健康上の問題に出合うことは避けられません。7章でお話したように、その原因を理解し、適切に対応し、乗り切る人生経験が健康への力を強くし、人生を豊かなものにしてくれるでしょう。

②毎日の生活や健康状態を記録しよう

毎日の生活や健康状態を記録することも、健康につながる問題を見つけ改善するために大変有効です。あれもこれも記録しようとすると長続きしません。まずは1か月間、生活時間（起床、帰宅、就寝）と帰宅時の疲労度（全く疲れがない状態を0、非常に疲れてぐったりした状態を10として数字で表すと便利）に加えて、気になる健康状態の項目（体重、血圧、喫煙量、飲酒量、歩数など）をどれか1項目記録してみましょう。ストレスに感じたことや気になる自覚症状があれば記録しておくとよいでしょう。

血圧が気になる方は、医療機関に依頼して24時間血圧計をつけてもらうと正確な血圧の変動が記録できますが、自分で血圧計を購入して起床時と寝る前に計る方法でもよいでしょう。可能なら時々仕事中の血圧も測ってみましょう。仕事のストレスによって、家にいる時よりかなり高くなる人がいます。

疲労度が高かった日や体重、血圧、喫煙量、飲酒量などがいつもより増えた日があればその原因を考えてみましょう。過労やストレス、前日の睡眠との関連がないかどうかもチェックしてみましょう。1か月続けることができたら、疲労度や体重などをグラフにしてまとめて眺めてみましょう。

その後は、自分で記録する項目を工夫して3か月間記録を続けましょう。特別なことをしなくても、こうした記録を続けるだけで肥満や血圧などが改善されるという報告があります。

③注目されるネットワーク医療と仲間づくり

近年、家族や友人などとのつながりの程度や日頃接している人たちの生活状況や健康状態が、病気の発症に大きくかかわっていることが分かってきました。家族や友人に肥満が多いと本人の遺伝的要因にかかわらず肥満になる者が多く、喫煙者に囲まれて生活していると喫煙する率が高くなるということです。

このことから、個人別に対策するより、つながっている集団全体に対してまとめて対策したほうが効果的であると考えられるようになりました。こうした医療はネットワーク医療と呼ばれています。自分だけ健康になろうとするより、職場や地域でつながっている人たち全体で健康になろうとするほうがより効果的だということです。地域や職場、社会全体を健康にするための仲間やネットワークをつくることは自らの健康につながります。

社会を健康にする活動といっても、デモや座り込みに参加するということではありません。私たちは、毎日、家庭・地域・職場や最近はインターネットなどで多くの人と出会い、力を合わせて生きています。それぞれの場面で、もっと「健康で文化的に生活する」「その人らしく生きる」ためにどうしたらいいか考え、まわりの人たちと相談することが、健康な社会づくりのための第一歩です。

働き盛り世代では、活動時間の大部分を職場で過ごしている方が多いと思います。そのような方では、仕事以外の活動も、仕事に役立つかどうか、仕事に支障がないかどうかという判断を優先せざるを得ない状況にあると思います。しかし、健康は多面的であり、健康のためには仕事だけではなく多面的に生活することが大切です。家族・友人たちや地域での生活を大切にしましょう。

④世界保健機関のヘルスプロモーション

世界保健機関は健康を「生きることの目的ではなく、生活のための資源」と位置づけました。そして、世界中の人々が健康になるための方法として、ヘルスプロモーション（健康増進）を提案しました。ヘルスプロモーションとは「人びとが健康の決定因子をコントロールでき、それによって、健康を改善できるようにするプロセス」です。

健康増進というと運動することを連想しがちですが、運動は運動でも身体運動ではなく、健康を決定する社会的要因を改善するための運動だったのです。メタボ対策では腹囲を減らす「ヘルスプロポーション」を目指していますが、それよりも仕事や生活、社会環境などを改善する力をつける「ヘルスプロモーション」が大切です。

1章で紹介した多田氏が、脳梗塞による半身麻痺と発語障害などを抱えながら、戦争や核兵器のない平和な社会、障害者や弱い立場の人たちに優しい社会をつくるために、病気になる前よりも一層活発に生き生きと活動している姿は、ヘルスプロモーションの優れた実例だと思います。

健康へのホップ・ステップ・ジャンプ

1か月目

まず、健康診断を受診し、併せてメチャ・ド・リスクのチェックリストを参考にして、今の健康状態や仕事と生活を見直してみましょう。最近受診した健診結果を見直してみるのもよいでしょう。健診結果で受診が必要な場合は医療機関を受診して、どの程度の問題か詳しく評価してもらい、3か月様子を見てもよいかどうか専門家の判断を聞いておきましょう。急いで治療が必要な場合を除き、あせって生活を変えようとせず、気になる健康状態の項目を決めて、1か月間その変化を記録してみましょう。決して、急いで食事制限をしたり、急に運動を始めてはいけません。あせりは健康の大敵です。

2か月目

1か月間の記録をもとに、どういうときに悪化するのか、どういうときに改善するのかを考えてみましょう。記録する項目を工夫し、健康と仕事や生活の関連についてもっと健康で文化的な生活に変えるための障害は何か、それを取り除く力をつけるにはどうすればよいか考えるとともに、相談できる仲間を見つけましょう。気楽に相談に乗り、健康への力をつけるための支援をしてくれる保健の専門家を見つけることも大切です。困ったときに役に立つ地域や職場の制度や相談できる所を探しておくのも、安心につながります。

3か月目

健康で文化的な生活に変えるためにほんの少しでもできることをやってみましょう。できれば一人ではなく、家族や友人など仲間をつくり一緒にやることが大切です。料理や家庭菜園、絵画陶芸や音楽ダンス、日曜大工やスポーツなど何でもかまいません。健康より個人的に興味がある文化的活動を意識したほうが効果があり、長続きすると思います。職場や地域には人生を豊かにするさまざまな活動をしている人たちがいます。興味が持てるものがあればそれらに参加してもよいですし、まわりに呼びかけて何かの集まりをつくるのもよいでしょう。

うまくいかなくても心配はいりません。いろいろ試してみればよいのです。試行錯誤しながら仲間をつくり、人生をより豊かに健康に変えていく道筋を見い出していただきたいと思います。

まとめにかえて――キーワードは「ゆとり」

メタボ対策として、全国で保健指導がおこなわれます。無理な減量や運動の危険性はすでにお話しました。減量よりも、この機会に家庭・地域・友人・職場とのかかわりを見直し、一緒に「健康で文化的な」活動をする方策を考えましょう。

健康のためのキーワードはゆとりです。健康には身体のゆとり（小太り）、こころのゆとり（安寧・安心）、生活のゆとり（収入の安定や文化的な生活）、生き方のゆとり（生き方の多様性を尊重する寛容性）とそれを支える社会のゆとり（社会保障や支え合い、もちろん平和が前提）が最も大切です。現在の日本はどれをとってもそれらに逆行しているように見えます。

健康は人生の目的ではなく、人間らしい生き方、その人らしい生き方をするための資源です。健康のために生活を変えることは人生や生き方を変えることで、容易に変えられるものではありませんし、また安易に変えることが良いとも思いません。

「健康で文化的な」活動は、身体運動だけに限定されません。いい気分になること、リラックスできること、生き生きとなれること、生きていて良かったと感じることなら何でも健康に良いはずです。直接には健康に良いかどうか分からなくても、困ったときに相談できる仲間ができるだけでも健康に役立つことも紹介しました。

家庭、地域、職場などさまざまなつながりで、健康、文化サークルや助け合い活動が生まれれば最高です。全国にある労働組合や生協や農協などの協同組合、健康友の会やボランティア団体などさまざまな助け合いの活動に参加し、自分が気持ち良くできる範囲で活動することも良いでしょう。

人とのつながりの中ではいやな思いをすることや、多少無理をしなければならないこともあります。無理な状態やいやな状態が長期に続けば身体を守るしくみが乱れるので注意も必要ですが、これらをうまく処理できる体験の積み重ねが、健康への力を強めることになるでしょう。

健康（健康的な社会）づくりに向かって、少しずつレッツ・トライ！

おわりに

ところで「メチャドド」という言葉をインターネットで検索すると、「牛肉や豚肉のフィリピン風シチュー」の名前が出てきますが、「メチャ・ド・リスク」とは関係ありません。食べすぎればメタボの原因になるかもしれませんが、その国独特の食べ物や味は大切な文化であり健康の基です。

さて、自分らしい生き方とは何でしょう。この本を書くことによって、私自身も多くのことを考えさせられました。健康で文化的な生活という点では、私自身も大いに反省しなければなりません。これまでもそうでしたが、この本を書くために、健康で文化的な生活を一層「犠牲」にしてしまいました。しかし、後悔はしていません。健康で文化的な生活と社会のために、自分らしい方法でいろいろやってみようという意欲が出てきました。

この本が、読者の方々が自分らしい生き方を考える機会になり、健康的な社会づくりにかかわる意欲が少しでも刺激されるきっかけになれば本望です。

最後に、出版を勧めてくださり、貴重な助言や校正をしていただいた、あけび書房の久保則之さんおよびスタッフの皆さんに感謝します。私を社会医学の道にさそい、健康と社会の関わりについて確かな事実や研究方法を教えてくださった多くの先輩や友人、無理難題の注文にも耐えていっしょに仕事をしてくれている職場の皆様にも感謝します。「また仕事を増やして」と文句を言いつつも献身的に支えてくれた、服部由美子さんにもお礼を言います。

２００８年２月

服部　真

参考文献

多田富雄『寡黙なる巨人』集英社、２００７年
大櫛陽一『メタボの罠』角川ＳＳＣ新書、２００７年
浜崎智仁『コレステロールは高いほうが病気にならない』ベスト新書、２００５年
奥山治美ら編、日本脂質栄養学会監修『心疾患予防―コレステロール仮説から脂肪酸のｎ－６／ｎ－３バランスへ―』学会センター関西、２００２年
鎌田實『ちょい太でだいじょうぶ』集英社、２００６年
神庭重信『こころと体の対話　精神免疫学の世界』文春新書、１９９９年
安保徹『病気にならない人の免疫の新常識』長岡書店、２００７年
スタンレー・コレン著　木村博江訳『睡眠不足は危険がいっぱい』文芸春秋、１９９６年
近藤克則編『検証　健康格差社会』医学書院、２００７年
橘木俊詔『格差社会　何が問題なのか』岩波新書、２００６年
山崎喜比古、朝倉隆司編『生き方としての健康科学　第二版』有信堂、２００１年
須田民男『ストレスによる健康障害とその予防』かもがわ出版、２００８年
天笠崇『現代の労働とメンタルヘルス対策』かもがわ出版、２００８年

服部《はっとり》　真《まこと》

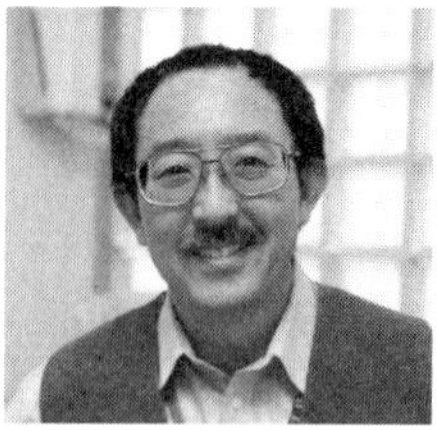

1978年、金沢大学卒。1988年、国立公衆衛生院（現在の保健医療科学院）研究課程卒。
医師、労働衛生コンサルタント、日本産業衛生学会評議員（指導医）、医学博士、Doctor of Public Health。
現在、㈳石川勤労者医療協会城北病院副院長、石川民主医療機関連合会会長、石川県保険医協会理事、㈳日本労働安全衛生コンサルタント会石川県支部副支部長、㈶東京社会医学研究センター理事。
健康の社会的要因について全国各地で講演、『月刊保団連』『民医連医療』『文化連情報』『労働と医学』『働くもののいのちと健康』などで執筆。

シリーズ・健康と食を考える②
メタボより怖《こわ》い「メチャド」ってな～に？

2008年３月１日　第１刷発行

著　者――服部　真
発行者――久保 則之
発行所――あけび書房株式会社
102-0073 東京都千代田区九段北1-9-5
☎ 03.3234.2571 Fax 03.3234.2609
akebi@s.email.ne.jp http://www.akebi.co.jp

組版／㈱アテネ社　印刷・製本／㈱シナノ

あけび書房の本

シリーズ・健康と食を考える❶
サプリメントとの賢いつきあい方
藤竿伊知郎著　あなたはだまされていませんか？　健康に良いってホント？　私のサプリは大丈夫？　だまされないポイントは？　など分かりやすさ抜群、目からウロコの一冊　1470円

ワーキングパワーと「心の健康」●
職場のメンタルヘルスがとことんわかる本
鈴木安名著　「心の健康」には予防が第一。職員各自、管理職、労働組合それぞれがメンタルヘルスのためにすべきことは何か。労働精神衛生の第一人者がわかりやすく記す。　1260円

目からウロコの予防法と対処法●
働く女性のメンタルヘルスがとことんわかる本
鈴木安名著　一生のうち一度でもうつ病になる女性はなんと25％。でも大丈夫。心の病になった時の対処法と、ならないための予防法が満載です。わかりやすさ抜群！　1470円

都立広尾病院「医療過誤」事件●
断罪された「医療事故隠し」
永井裕之著　妻を医療事故で亡くした著者が、事故隠しと闘い、画期的な判決を得るまでの渾身の手記。柳田邦男、大熊由紀子、鈴木利廣、片平洌彦、清水陽一、川嶋みどり推薦　1680円

価格は税込